鼠径ヘルニア読本

1日で治せる

「日帰り」
「痛くない」
「跡が目立たない」
手術で安心安全

医療法人Gi理事長
池田 義博

合同フォレスト

まずはこちらの「自己診断チェックシート」で確認！

ご自身にこんな症状があったら……

□ 太もものつけ根（下腹部）にやわらかいふくらみがある

□ そのふくらみを手で押し込むと消える

□ 横になるとそのふくらみがなくなる

□ 下腹部になんとなく違和感や不快感がある

□ ときどき差し込むような痛みを感じる

□ お腹が張っているような感じがする

□ 前立腺がんの手術をしたことがある

□ 食後に下腹部が痛くなる

ご家族やパートナーを見ていて……

□ 歩き方が少し傾いている
□ 長時間歩いたり、同じ場所に座ったりしていると太もものつけ根が痛そう
□ 大浴場に入りたがらなくなった
□ 伸びをすると下腹部が痛そう
□ 片方のポケットに手を入れ、何かを押さえるしぐさをしている

症状には個人差がありますが、1つでも当てはまれば「**鼠径《そけい》ヘルニア**」かもしれません。

まえがき

鼠径ヘルニアは、手術をしないと治りません。

でも早期発見すれば、1日で治ります。


皆さんは下腹部のあたりに「なんか変だな」という違和感を抱いて、この本を手に取られたのでしょうか。もしくは、ご家族やパートナーが「なんか変」と言っているのを見て、気になって……という方もいらっしゃるかもしれませんね。


紹介が遅れました。

はじめまして。池田義博です。

私は鼠径ヘルニア専門のクリニックを開院しています。これまでに、5700症例以上の鼠径ヘルニア手術を行ってきました。

異業種交流会などで、「鼠径ヘルニア専門のクリニックを経営しています」と言うと、たいていの場合、「いやー、実は最近、腰が痛くてね。今度、先生に診てもらおうかな」などと言われます。

「それもたしかにヘルニアですが『椎間板ヘルニア』のほうですね。鼠径ヘルニアはちょっと違って、足の太もものつけ根のあたりなんですよ」と言うと、「そういえば……うちの社員でも、けっこう手術している人がいるかも」という答えが返ってくることがあります。鼠径ヘルニアは、はっきり言って知名度が低い病気なのです。

しかし、実際、鼠径ヘルニアになる方は年間50万人にも上ると言われています。

なぜこんなに多くの方が発症しているのに、知られていないのか。

それにはいくつか理由がありますが、その1つが、初期症状は「ちょっとふくらみがあるような……？」くらいで、痛みがあまりないことです。つい放っておかれがちな病気なのです。また、外科以外の医師も鼠径ヘルニアについてそれほど詳しくない場合もあり、受診しても「もう少し様子見でもいいと思います」「痛くなったら手術を」といった診断を受けることも。そうして放置した結果、重症化したという方も多く見ています。

鼠径ヘルニアには3つの大きな特徴があります。

- **手術しないと治らない**
- **日帰り手術ができる**
- **ひどくなると死に至る危険な病気**

つまり、**鼠径ヘルニアは早く見つけて早く治療（＝手術）すれば1日で治るけれど、ひどくなると亡くなることもある、非常にふり幅が大きい病気**なのです。

このような病気はほかになかなかないかもしれません。

さらに、大病院の場合、鼠径ヘルニアの手術は外科医の登竜門のようになっていることがあります。若手が執刀を担当する場合も比較的多いのです。その結果、本来ならすぐに治るはずのものが長引いたり再発したりすることもあるのです。

そのような事態を防ぎ、できるだけ患者さんの日常生活に支障がないように治療を進めたい、鼠径ヘルニアに人生をかける専門医になりたいと考え、私は鼠径ヘルニア専門のクリニックを開院したのです。

また、多くの人がかかっている身近な病気なのに、よく知られていない「鼠径ヘルニア」の誤解を解き、正しい知識を少しでも多くの方に知っていただきたくて、本書を執筆しました。

具体的には、

・鼠径ヘルニアってどんな病気?

・鼠径ヘルニアはどうしたら治る？
・鼠径ヘルニアかどうかはどうやってわかる？
・鼠径ヘルニアの手術ってどんなもの？
・実際に鼠径ヘルニアになった人の話
といったことについて詳しく、そしてわかりやすくまとめました。

冒頭でもお伝えしたチェック項目である、
・太もものつけ根（下腹部）にやわらかいふくらみがある
・そのふくらみを手で押し込むと消える
・横になるとそのふくらみがなくなる
・下腹部になんとなく違和感や不快感がある
・ときどき差し込むような痛みを感じる
・お腹が張っているような感じがする

・前立腺がんの手術をしたことがある
・食後に下腹部が痛くなる

これらの症状がある方、またご家族やパートナーの歩き方や行動が少し変だなと感じている方にも、参考になるでしょう。

はじめから読み進めていただいても、気になる箇所から読んでいただいても結構です。

少しでも早く体の不調を取り除いて、楽しい毎日を過ごしてください。

本書はきっとそのお役に立てるはずです。

池田　義博

目次

第2章　放っておくととても危険！　鼠径ヘルニアが命にかかわる6つの理由

第3章　鼠径ヘルニアは1日で治る

第5章　先生に質問！　聞きたくても聞けない「鼠径ヘルニア」

第６章　私はこうして１日で鼠径ヘルニアを治しました！

第1章
男性の3人に1人がかかる身近な病気「鼠径ヘルニア」

鼠径ヘルニアってどんな病気?

皆さんは「鼠径ヘルニア」と聞いてもピンとこないですよね。鼠径ヘルニアを知らない方でも、「脱腸」と言えばわかるかもしれません。文字通り、鼠径部から主に腸が飛び出す病気です。

鼠径部ってどこにある?

ところで、体の「鼠径部」とはどこでしょう? 鼠径部は、足の太もものつけ根の少し上の三角部分のことです。お腹で言うと「下腹部」にあたります。お腹に手を当て、手の小指を太ももの前のつけ根に沿わせたとき、手のひらが覆う箇所になります。

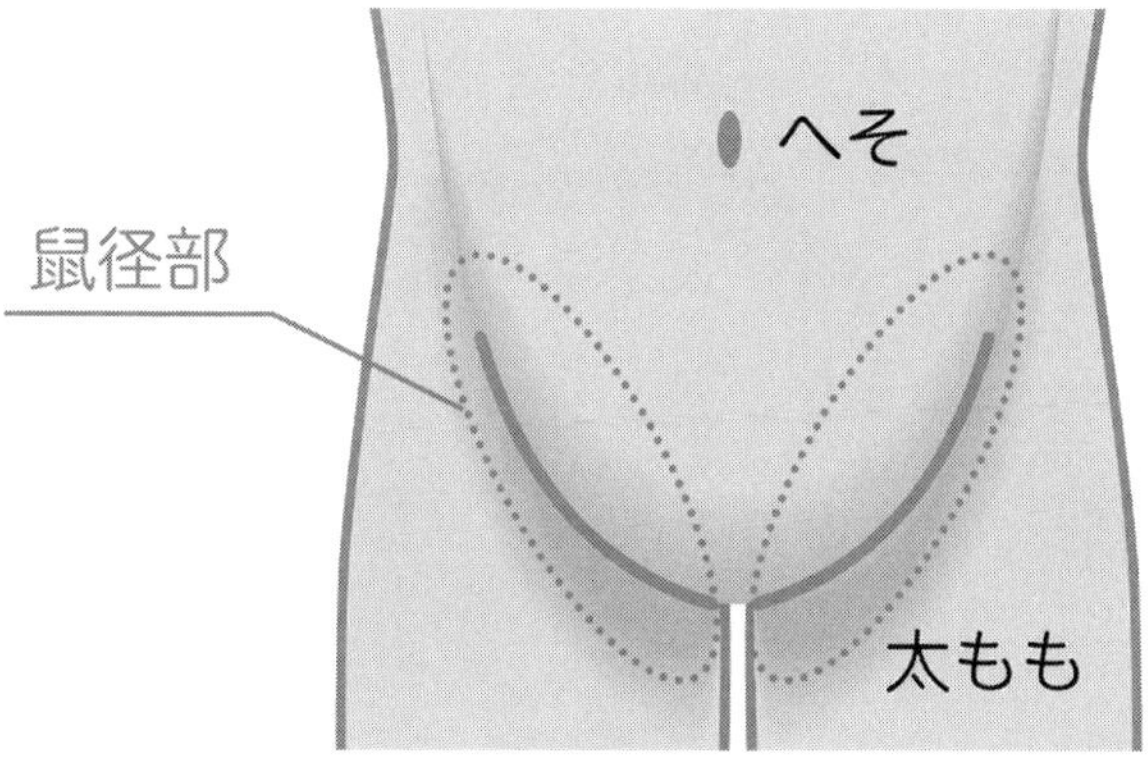

鼠径部

「鼠径部」は「鼠」という字を使いますが、これには人間の体ができあがっていく様子と関係があります。

男児がお母さんのお腹の中にいるとき、精巣（睾丸《こうがん》）は腹部にあります。それが発達の段階で陰嚢《いんのう》に降りてきます。精巣を鼠に見立て、降りてくる小道（径）を鼠径管（トンネルのようなイメージ）と呼び、鼠径管のある太ももの付け根部分を鼠径部と言うわけです。

鼠径ヘルニアについて詳しくお話しすると、この鼠径部にある「腹壁」という、筋肉でできた壁が主に加齢で弱くなり、そこに穴が開

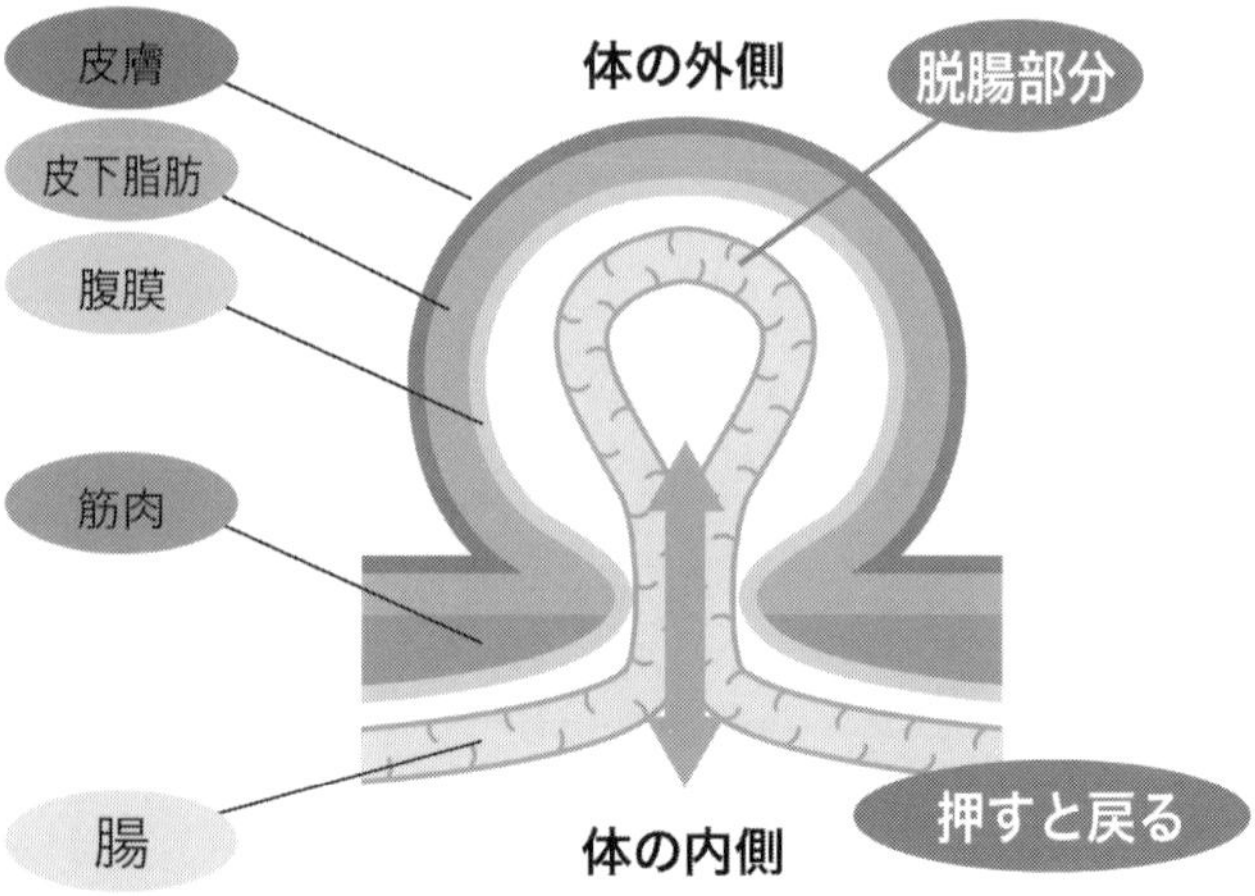

鼠径ヘルニアの状態

いて、腹膜という内臓が収納されている袋が、主に腸と一緒に皮膚のすぐ裏側まで飛び出してしまうのです。ヘルニアというのは、「本来飛び出てはいけないものが体外に出る」という意味。鼠径ヘルニアとは、鼠径部から本来出てはいけないもの＝腸などが飛び出すというわけです。

鼠径ヘルニアってどうしてなるの？

鼠径ヘルニアに罹患《りかん》した人は、「どうしてなってしまったのだろう？」とその原因を考えがちです。「昔、重いものを持つ仕事をしていたからでしょうか？」「筋トレをしすぎたからでしょうか？」と、自分の日常生活を振り返り、反省する方もいらっしゃいます。

人間なら誰でもなり得る病気、それが鼠径ヘルニア

ですが、鼠径ヘルニアになる原因は1つ。
ずばり「加齢」です。

男性も女性も、運動を続けてきた人も運動不足の人も、健康に気を遣っている人もそうでない人も、人間が生きている限り平等に受け止めなければいけないこと。それが「毎年1歳ずつ歳をとる」という現実です。そして、加齢によって身体は少しずつ弱くなっていきます。たとえば、家も建てたばかりの頃は新しくて

キレイ。屋根も壁もドアも、それぞれに機能を果たしています。しかし、築年数がたつにつれて、屋根から雨漏りがしたり、壁にひびが入ったり、ドアがきしんだり……。少しずつ痛んできて機能を果たさなくなり、修繕が必要となります。

人間の体に起こっていることもそれと同じようなものです。同じ築年数でも、屋根から雨漏りする家もあれば、雨漏りしないで済む家もあります。また、20年で雨漏りする家もあれば、30年経って雨漏りする家もあります。それと同じく、60歳を過ぎて鼠径ヘルニアになる人もいれば、ならない人もいます。また、58歳でなる人もいれば、75歳で鼠径ヘルニアを患う人もいるでしょう。このように、鼠径ヘルニアはいつなるかわかりませんし、防ぎようもないのです。

つまり、鼠径ヘルニアは、誰もがなり得る病気というわけです。

たとえば、がんは……

たとえば、がんは、簡単に言うとがん細胞が体内の免疫機能の力を超えて増殖することで発症します。虫垂炎（よく「盲腸」と言われるもの）は、外からばい菌（病原菌）が体内に入り込み、それに人間の免疫力が負けて感染が拡大していきます。

多くの病気は、菌や悪性の細胞といったなんらかの理由が、人間が持っている免疫力など自分を守る仕組みの力を超えることで発症します。

一方、鼠径ヘルニアは人間誰しもが必ず経験する「加齢」によって体が弱ることで発症するものです。体の鼠径部が内臓の重みに耐えきれず、穴が開き、腹膜が外に飛び出してしまうものです。そこでは免疫力の強さなどは関係ありません。

重いものを持つために踏ん張ったり、お腹に力を入れたりしたことが鼠径ヘルニアを発症する引き金にはなるかもしれません。でも、重い荷物を運ぶことの多い運送会社で働く人や重量挙げの選手が全員なるかというと、決してそういうわけではありません。

つまり、生活習慣だけが鼠径ヘルニアの原因にはならないということです。

鼠径ヘルニアになる人に共通点はナシ

鼠径ヘルニアになる人の共通点ははっきり言ってありません。やせていても太っていてもなりますし、小柄でも背が高くてもかかります。

ただ、たとえば右側が鼠径ヘルニアになった方は、まったくなっていない人に比べて左側も鼠径ヘルニアを発症しやすいという傾向はあります。人間の体は基本的に左右対称なので、右側の鼠径部が弱い人は左側も弱いと考えられるからです。

理化学研究所や東京大学などの共同研究によれば、（科学雑誌『EBioMedicine』2021年8月号に掲載）、「遺伝子と鼠径ヘルニアの発症にはなんらかの関連が見られることがわかった」と報告されています。ですが、臨床の現場ではまだよくわからないところがあります。

いずれにしても、誰でもなり得る病気なのです。

ですから、発症したからといって自分を責めたり、これまでの生活を反省したりする必要はまったくありません。

男性の3人に1人はかかるメジャーな病気です

繰り返しになりますが、鼠径ヘルニアになる要因は「加齢」なので、誰がなってもおかしくない病気です。実際、鼠径ヘルニアになる方は年間50万人にも上ると言われています。厚生労働省の「令和2年（２０２０）患者調査」によると、２０２０年10月の鼠径ヘルニアの患者総数は３・６万人。これを年間に換算すると、43・２万人になります。

毎年、これだけの数の方が鼠径ヘルニアになっているのです。

知られていないけど、意外とポピュラー

数だけお伝えしてもピンとこないかもしれませんが、海外の研究では、一生涯で鼠径ヘルニアになる可能性が算出されています。

男性は27％、女性は３％です。

つまり、男性の約3人に1人は、一生のうち1回は鼠径ヘルニアになっているのです。実際、周囲を見回してみると、「実は、先日鼠径ヘルニアで手術してね……」などという声を聞くことがあるかもしれません。この数字は、今後、超高齢社会が進むにつれてもっと増えていくのではないでしょうか。

これほど多くの方がかかる身近な病気なのに、なぜか認知度はとても低く、あまりよく知られていないのが、鼠径ヘルニアです。

しかし、手術を受けるのはそのうち約3割

年間約50万人が鼠径ヘルニアになっているわけですが、この中で実際に受診し、手術受ける人はそのうちの約3割の15万人にとどまっています。

つまり、7割の方は鼠径ヘルニアであるにもかかわらず、手術を受けていない、もしくは病院で受診すらしていないのです。

しかし、鼠径ヘルニアは放っておいたらいつのまにかよくなっていたということはまずありません。どんどん悪化の一途をたどるだけ。なのに、手術もしなければ受診すらしない人が断然多い。それが鼠径ヘルニアです。

病院を受診しない4つの理由

鼠径ヘルニアは年間50万人が発症する病気なのに、手術を受ける、もしくは病院を受診する人はそのうちの約3割にとどまっています。

どうして病院を受診しないのでしょうか。それには大きく4つの理由があると考えられます。

1　どこで診てもらえばいいのかわからない

何科で受診すればいいのか？　熱が出たら内科、のどが痛かったり鼻水が出たりしたら耳鼻科、肌の調子が悪かったり湿疹ができたりしたら皮膚科、目のかゆみ、痛みなら眼科とわかりますよね。

でも、鼠径部のふくらみは、どの病院の何科に行けばいいでしょう。場所的に近いから泌尿器科かもしれないし、違う気もする。どこで診てもらえばいいかわからないと考えているうちに、なんとなく行く気力がなくなってしまったという方は多いようです。

2　医師に「様子を見ましょう」と言われた

何科を受診すればいいかわからなかったので、とりあえずかかりつけの内科医に診てもらうという場合もあります。その際、先生から「様子を見てみましょう」と言われたので、そのままにしていたらだんだんと痛くなってきた……とい

うことがあります。鼠径ヘルニアは外科の管轄なので、専門外の医師にかかると
このように言われる場合も多いです。
また、普段から定期健診を受けているという方でも、鼠径部までは診てもらう
ことはまずないので、見過ごされる場合もあります。

3 「そのうちよくなる」「まだ大丈夫」と考えた

鼠径ヘルニアの初期は痛みを感じないことが多いです。しかも、横になると
引っ込みます。日常生活にはそれほど支障はありません。このような理由から、
風邪と同じく、放っておいたらそのうちよくなるのでは？　と考えてしまうので
す。

「まだ大丈夫だろう」と考える方も多いです。

実際、当クリニックを受診された方に聞いてみると、「まだ大丈夫」「そのうちよくなるだろう」と考え、3年前から5年、長い方だと10年くらい我慢されている場合も多いです。

また、「もう老い先も短いんだし、ここまで我慢したんだから、わざわざ手術を受けなくてもそのままでいいんじゃない」「手術を受けるほうがリスクがあるのでは？」と考える方も。でも、高齢者のほうが体力がないから、一度嵌頓《かんとん》（脱出した腸が元に戻らなくなること）を引き起こしたらそれこそ一気に命を落とす確率が高まります。そうなる前に手術を受けて、余生を安心して過ごすほうがいいのではないでしょうか。

4　受診するのが恥ずかしい

鼠径部は下腹部に近く、デリケートゾーンに重なる部分でもあるので、見てもらうのが恥ずかしいとためらい、つい病院から遠ざかってしまうという方もいらっしゃるようです。

また、日頃から定期的にかかりつけ医に診てもらっているという方でも、お腹に聴診器を当てる程度で、下着を下げて診察してもらうことはまずないでしょう。ですが、気になる場合にはちょっとだけ勇気を出して診てもらってください。その一言が早期発見、早期治療につながります。

鼠径ヘルニアは現代病？

2本足歩行が原因だった

鼠径ヘルニアの歴史はかなり古いです。それは、人間が4本足歩行から直立2本足歩行に変わったことによって発生した病気だからです。

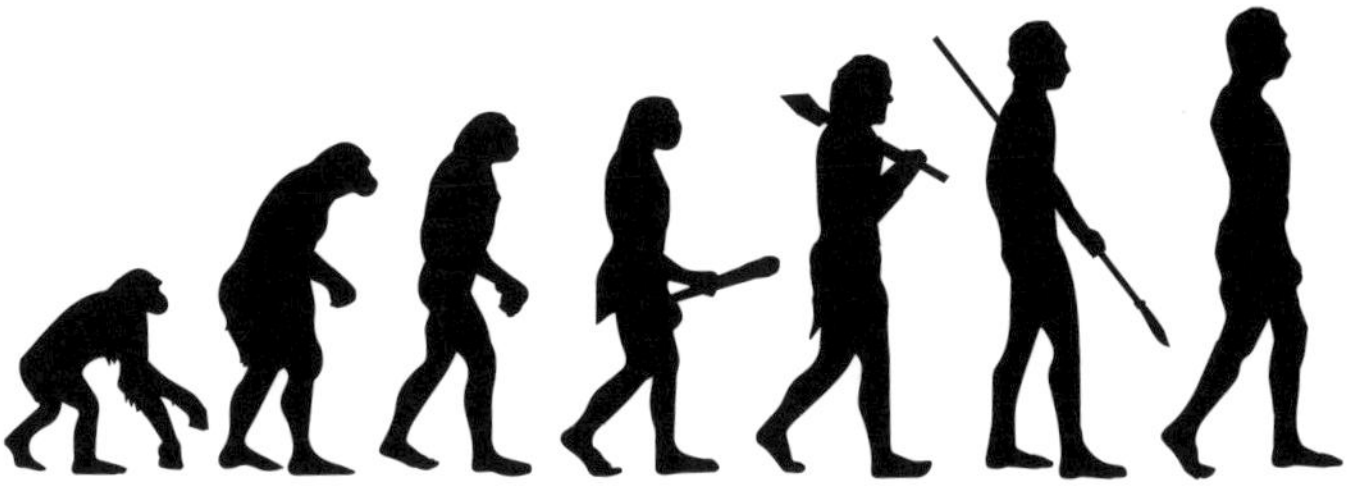
4本足から2本足歩行へ

人間が直立2本足歩行になったのは、紀元前600万年前くらいからだと言われています。紀元前300万年前には完全に直立2本足歩行になっていたそうです。

4本足から直立2本足歩行になったことで、人間の体への負担にも変化が起こりました。両足だけで立つことで、内臓の全圧力が鼠径部を含む下腹部にかかるようになったのです。

人間の体をバケツと風船にたとえて考えてみましょう。バケツが腹部、バケツの底が鼠径部、そして水の入った風船が内臓になります。

バケツに水の入った風船を入れたとき、4本足歩行の場合はバケツが横になった状態ですから、バケツの底には圧はさほどかかりません。

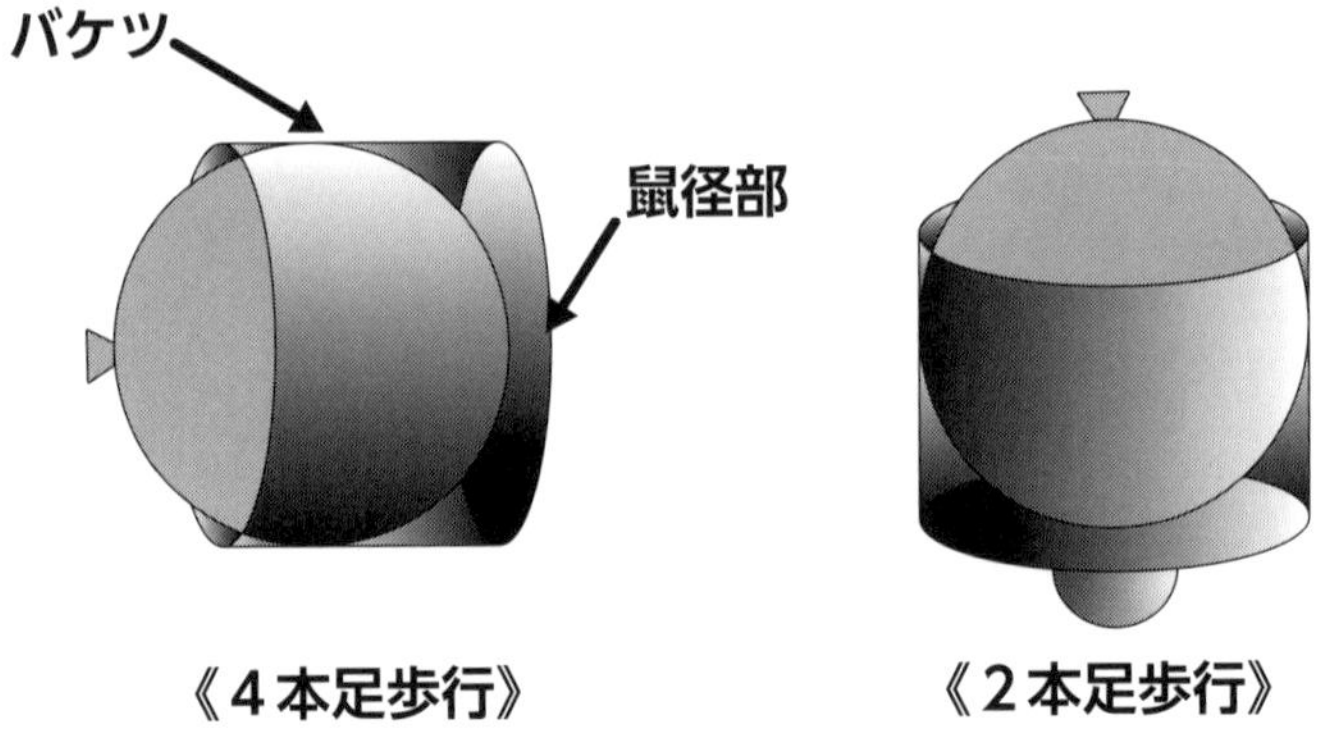

バケツと風船で考える鼠径ヘルニア

では、２本足歩行の場合はどうでしょう？　バケツを縦に置いた状態ですから、重力の影響でバケツの底に水の入った風船の全圧力がかかります。

ここでバケツの底が弱くなったらどうなるでしょう？　バケツの底が風船の圧力に耐えられなくなったとき、バケツの底は破れて風船は外に飛び出してしまいます。この状態が「鼠径ヘルニア」なのです。

歳を重ねるにつれ、全ての腹壁（バケツ）は弱くなっていきます。鼠径部の腹壁には一番圧力がかかります。この圧力に鼠径部の腹壁が耐えきれなくなった結果、筋肉の隙間をこじ開けて腹膜（風船）が飛び出してくるわけです。

鼠径ヘルニアは進化とともに生まれた病気です。そして、重力がある地球で人間が直立2本足歩行する以上、避けては通れない疾患とも言えます。

鼠径ヘルニアを根絶するには、宇宙などの無重力空間で2本足歩行をやめることくらいしかなさそうです。

エジプトの王様も悩んでいた？

あのミイラも鼠径ヘルニアに⁉

鼠径ヘルニアは人間が2本足歩行になったことで始まった病気です。

実際に、鼠径ヘルニアの存在が初めて確認されたのは、なんと紀元前の古代エジプト時代のことです。エジプト新王国19王朝のファラオ（大王）として、紀元前1304年から1237年までの約70年間エジプトを統治したラムセス2世という王様が、どうやら鼠径ヘルニアに悩んでいたようなのです。首都カイロにあるエジプト考古学博物館におさめられたラムセス2世のミイラからは鼠径ヘルニアの所見が確認されています。

ちなみに、エジプトのナイル川上流には世界遺産第1号の「アブシンベル神殿」がありますが、これはラムセス2世が建てたと言われています。

当時の鼠径ヘルニアの治療法は?

当時の治療は、今では考えられないような方法をしていたようです。鼠径ヘルニアを手で押さえて元の場所に押し戻し、帯で飛び出ないように固定していたようです。

紀元前1世紀頃になると手術が行われるようになりますが、「こぶができたから取ってしまいましょう」とばかりに、飛び出た陰嚢を切り離すような大手術だったようです。当時は麻酔がありませんでしたから、きっと相当痛かったでしょう。

また、症状がひどい場合には熱した鉄で焼いていたこともあるようです。どれも想像するだけで痛そうですよね。

鼠径ヘルニアの手術が大きく進歩したのは、19世紀になってからのことです。第5章で手術の方法については詳しくお話ししますが、腹腔鏡の手術は1982年に初めて行われたと言われています。今から40年ほど前のことですからまだ最近の話です。

このように何世紀にもわたって人々は鼠径ヘルニアと戦ってきました。

今は、個人差はありますが、初期の段階なら手術もほとんど痛みはなく、術後も筋肉痛程度の痛みという方が多いです。また、朝手術したら午後には帰宅できて、その日からほぼ通常の生活に戻れますから、格段に楽になったと言えるのではないでしょうか。

あの超大物ミュージシャンも緊急入院

以前、海外の超大物ミュージシャンがコンサートのために来日したのですが、急きょドタキャンしたことがありました。

あとで聞いたところによると、実は鼠径ヘルニアが悪化して「嵌頓」という腸が壊死する状態になり、日本で緊急入院、そして手術をしたということです。日本公演は残念ながらキャンセルとなってしまいましたが、その後、ワールドツアーを再開し、元気に韓国公演を行ったそうです。日本で手術ができてよかったですね。

女性より男性のほうが多く罹患するのはなぜ？

先にもお話ししましたが、一生涯で鼠径ヘルニアにかかる男女の比率は男性8：女性2と、圧倒的に男性が罹患する割合が高いです。

それはなぜでしょう？　どうやら体の構造の違いに秘密がありそうです。

体の構造の違いに、その理由があった

鼠径部には、腹腔と外陰部を結ぶ鼠径管という長さ4～6cmほどのトンネルのような管が通っています。男性の場合、この鼠径管の中を胎児期に精巣（睾丸）が通り陰嚢に降りてきます。つまり鼠径管はそれが通るだけの直径が必要になります。

一方、女性の場合、鼠径管を通るのは子宮を支える靭帯《じんたい》（子宮円索）です。靭

帯は結合組織の束なのでそれほど太くはありません。そのため、女性の鼠径管の直径は男性に比べて小さいです。

たとえばゴルフのパターの場合、カップが大きければ、その分ボールはカップインしやすいですよね。それと同じで、男性のほうが管の直径が広く開いている分、腸も飛び出しやすいのです。

このように、体の構造の違いから、男性のほうがなりやすい病気といえるでしょう。さらに、そこに加齢が加わるため、鼠径ヘルニアになる方の多くが60代後半です。しかし、数は少ないものの20代、30代で鼠径ヘルニアを発症する方もいれば、もちろん女性もいらっしゃいます。

手術件数は圧倒的ナンバーワン

知名度は低い鼠径ヘルニアですが、実は年間の手術件数は、大腸がんや虫垂炎より多いダントツのナンバーワンなのです。

医療統計データサービス会社ＪＭＤＣが運営する情報サイト「クリンタル」によれば、２０２1年4月から２０２２年3月までの1年間にいわゆる総合病院（ＤＰＣ対象病院：ＤＰＣはDiagnosis Procedure Combinationの略で、急性期の病院として必要な条件を満たしていると厚生労働省より認められた病院のこと）で行われた鼠径ヘルニアの手術は11万２２１３件です。私の専門クリニックでは年間1０００件程度の日帰り手術をしていますが、その数字はここには反映されていないことを考えると、実際にはもう少しその数は多いかと思います。

また、日本ヘルニア学会によれば、２０２０年からの新型コロナウイルス感染症の影響で手術を受けた人は減少しているので、日本全体では15万人くらいの方が手術を受けているのではないかと推測されます。

年間手術件数トップ3は？

では、消化器のがんでよく聞くことがある大腸がんはどうでしょう。クリンタルのデータによれば約6万4000件ほど。誰もが知っている虫垂炎の手術は、約5万9000件です。いずれも、鼠径ヘルニアの半分以下ですね。

大腸がんや虫垂炎は、鼠径ヘルニアの専門クリニックのようないわゆる日帰り手術はほぼないので、このデータがおおよその日本全国におけるデータと考えていいでしょう。

①鼠径ヘルニア　11万2213件
②大腸がん　6万4000件
③虫垂炎　5万9000件

これを見ると、いかに鼠径ヘルニアの手術件数が多いかがわかっていただけるかと思います。

しかも、この手術件数は、鼠径ヘルニアの全患者数の3割程度なのです。まだまだ手術が必要な人はたくさんいる、というわけです。

第2章
放っておくととても危険！
鼠径ヘルニアが命にかかわる6つの理由

その1　手術をしないと治らない

本章では、鼠径ヘルニアを放っておくと、いかに危険かということをお伝えしたいと思います。

第1章でもお話ししましたが、鼠径ヘルニアは年間50万人がかかっている病気であるにもかかわらず、受診したり、手術したりする人は3割。7割の人はそのまま放置しているという現状です。

その理由はそれほど痛くないし、日常生活に大きな支障を来さないからということが大きいでしょう。「放っておけばそのうち治るだろう」くらいに考えている人も多いのではないでしょうか。

鼠径ヘルニアと虫歯の共通点

しかし、鼠径ヘルニアは自然には決してよくなりません。虫歯と同じく、放っておくと悪化するばかり。手術しないと治らないのです。

鼠径ヘルニアは腹壁が開いてしまう病気です。一度開いた穴は自然に閉じることは絶対ありません。悪化する一方なので、すぐに手術が必要なのです。

ところが、悲しいことにそれを知らない人は非常に多いのです。一般の方はもちろんのこと、医師でもそうです。

外科以外の医師、特にかかりつけ医になっている内科医の中には「痛くなってから治療すればいいよ」「たかが脱腸だから」「鼠径ヘルニアは放っておけば大丈夫」と言う方もいらっしゃいます。それほど、知られていない病気でもあるのです。

日常的に高頻度で遭遇する疾病のことを「**コモンディジーズ**」と言いますが、

まさに鼠径ヘルニアはそれです。

「またそういう患者さんが来たな。でも、本人はそれほど困っているわけでも痛がっているわけでもないし、お腹にふくらみがあっても横になったら引っ込むし。たかが脱腸だし、放っておいても大丈夫だろう。痛くなったら何か対処すればいいのでは？」くらいに思っているのだと思います。

そういう意味で、私は患者さんへの鼠径ヘルニアに対する啓発ももちろん大事ですが、ドクターへの啓蒙も同じくらい重要だと考えています。

実際、毎月定期健診に行っていたとしても、内科で発見されることはまれです。というのも、触診はお腹までは見ますが、下着をずらすなどして鼠径部までは診察しないからです。また、ふくらみは診察台に横になると引っ込んでしまうため、自分から異変を伝えない限り、先生が発見してくれることはまずないと考えていいでしょう。

その2　ヘルニアバンドでかえって悪化することも……

ヘルニアバンド、使ってはいけない

インターネットを見ると、鼠径部の筋肉を支え、鼠径ヘルニアをサポートする目的でヘルニアバンド（脱腸帯）が売られています。また、器用な人の中には自分で自作のヘルニアバンドをつくっている方もいます。

ですが、はっきり言ってこれらのヘルニアバンドはおすすめしません。というのも、ヘルニアバンドは膨らみを体表から押さえつけ、戻したように見えます。しかし飛び出してくる腸は、お腹の中から体表に向かって真っすぐ出てきているばかりではなく、鼠径管を通って脱出することが多いのです。この場合はお腹の中から屈曲して出てきています。そのため、体表から闇雲に押さえ込むと、腸が

余計変に曲がり、血流が悪くなり最悪の場合は腐ってしまうこともあるのです。
押さえ込むだけでは決して治らないことをご理解ください。

見た目からすると、脱出した腸を押さえることで体にいいのではないか、と思いがちですが、実際には腸の血の巡りも悪くなり、逆効果のことが多いです。
長年、「自家製ヘルニアバンド」を使用してきた人を診察すると、鼠径部から患部にかけて血行が悪く皮膚がどす黒くなっていたり、皮膚炎を起こしていたりします。また、ヘルニアバンドをつけていてもどんどん症状が悪化するからと言って来院される方もいらっしゃいます。

すでにヘルニアバンドを使用している方、またはこれから使おうと思っている人がいたら、「やめましょう」と私は言いたいです。いいことは一つもないからです。

鼠径ヘルニアは待っても自然治癒することはありません。疑われる場合には、まず病院で診てもらいましょう。

その3　薬が効かない

鼠径ヘルニアは治す薬がありません。腹壁が弱くなることでお腹の中の腸が飛び出す病気ですが、その腹壁を強くするような薬は存在しないのです。

薬は、物理的に壊れたものを修復することはできません。そこで必要となるのが手術です。鼠径ヘルニアで言う壊れたものとは腹壁のことです。繰り返しになりますが、鼠径ヘルニアは手術でしか治らない、というのはそういう意味なのです。

残念ながら、痛み止め薬もありません

「先生、痛くなってきたので痛み止めをください」と訴える方もいらっしゃいますが、残念ながら痛み止めもありません。というのも痛み止めというものは、切ったり外的な組織が破壊したりすることで発生した痛みをブロックするものだからです。

鼠径ヘルニアによる痛みは、腸が締め付けられる、つまり腸管内の圧が高くなって痛みを感じるので、いわゆる痛み止めの薬は効かないのです。

よく「先生、手術まで時間があって痛いからロキソニン®をください！」とお願いされるのですが、鎮痛剤を飲んだところで、残念ながら痛みもおさまらないし、さらに言えば症状も改善しないのです。

その4　子どもの鼠径ヘルニアと同じと考え、放置しがち

鼠径ヘルニア、2つのピーク

鼠径ヘルニアのなりやすい年齢には、2つのピークがあります。

1つは生まれて0歳から2歳くらいまでの乳幼児期。もう1つのピークが60代です。どちらも「鼠径ヘルニア」という病名ですが、子どもと大人ではまったく発症する仕組みが異なります。しかし、それを混同している人がいるのもまた事実です。

2歳くらいまでにかかる子どもの鼠径ヘルニアは、出生時に起こります。お母さんのお腹の中にいるときの発達段階で睾丸が陰嚢の中に降りる際、腹膜を一緒に引きずり、そのまま生まれ出てくるのです。そのため、時間が経てば腹膜が自

然と戻っていくことが十分あり得ます。「手術をせずに様子見しましょう」がありなのです。

しかし、大人の鼠径ヘルニアの場合は違います。前述のように腹壁に穴が開いてしまい、そこから腸が飛び出てしまった状態ですから、様子見をしても治りません。手術でその穴を塞ぐ必要があるのです。

大人の鼠径ヘルニアに対しても「鼠径ヘルニアは子どもの病気だし、子どもの治療法と同じく放っておけばそのうち治るだろう」と考えている医師がいることはたしかです。その結果、患者さんは言われた通りに様子を見続けてどんどん悪化してしまうのです。

子どもの鼠径ヘルニアと大人のそれは発症のメカニズムがまったく違います。子どもの鼠径ヘルニアは放っておいても自然に治る場合がありますが、大人の場合は放っておいて治る見込みはありません。大人で鼠径部に違和感を覚えた場合には、すぐに外科のある病院に行きましょう。「様子見」は悪化を招くだけです。

その5　腹膜炎、腸閉そく……死に至ることもある

たった半日で症状が急激に悪化することも

鼠径ヘルニアの一番怖いところは、放っておくと死に至る可能性があるということです。

初期の段階では、鼠径部に少しふくらみがあるという程度。腸が出たり入ったりするため、横になると引っ込んでふくらみはわからなくなります。また、自覚症状もないし、痛みがあるわけでもないのでたいして気にもなりません。そのため、そのままにしておいてもいいかな、と考えがちです。鼠径ヘルニアの方の30％が無症状、50％の方が存在にすら気づいていない、というデータもあります。

しかし、腸がずっと飛び出したままで、引っ込まなくなると非常にやっかいです。この症状を「嵌頓《かんとん》」と言いますが、このような状態になると飛び出した腸に血が通わなくなります。人間の体は血が巡らないと死んでしまいます。この場合も、腸に血が通わなくなると壊死《えし》して腐ってしまいます。

腸の壁は壊死すると、薄っぺらいただの弱い膜になってしまいます。そこに圧力がかかるとどうなるでしょう。腸は破裂してしまうのです。これを腸穿孔《ちょうせんこう》と言います。

腸の中には、便のもととなる便汁がたまっています。ちなみに、便汁は大腸を通ると水分が吸収されて固形状の便となって、やがて排出されます。それ以前は液体の便汁として腸の中を通っているのです。そして、腸壁が破裂すると、この便汁がお腹の中に飛び散ることになります。

本来、お腹の中は無菌状態ですが、便汁が充満することで菌が繁殖し、腹膜炎を引き起こします。腹膜炎でばい菌が血中に入り込み、敗血症になって菌が体中を巡り命の危険がやってきてしまうのです。

鼠径ヘルニアが死につながるというのは、つまり嵌頓になり、腸が壊死して破裂することで腹膜炎になり、敗血症などの合併症を引き起こすから、ということなのです。

しかも、そのスピードは恐ろしいほど速いです。嵌頓を引き起こしたら、半日のうちにそれが起こり得るのです。

実際、私のクリニックには額から脂汗をダラダラ流し、痛さのあまり七転八倒しながら来院された患者さんもいらっしゃいます。

「いつから痛くなりましたか?」と聞くと、「それまでは元気だったのですが、お昼を食べてから突然変になりました」と言います。痛みにもうじっとしていられない様子でした。結局、私のところは日帰り手術クリニックのため入院施設がありませんので、総合病院を紹介しました。

腸が破裂して緊急手術

腸が破裂して便汁が飛び散ったら、緊急手術としてお腹を切り開いてひたすら洗浄する施術が発生します。これがなかなかやっかいです。

腸が破裂するところまでいかないにしても、一度腐った腸はもう元には戻りませんから、腐敗した腸を切除してつなぎ合わせる必要があります。開腹して、腐った腸を取り除き、健康な腸をつなぎ合わせるのは大変な大手術です。状態にもよりますが、数時間はかかるでしょう。

当然のことながら、入院も非常に長引きます。絶飲食（飲み食い禁止）で、しばらくは点滴のみで安静にしている必要があります。普通に飲んだり食べたりできるようになるまでには、最低でも1カ月はかかることが多いです。

また、高齢者に多い病気ですから、手術に耐えられる体力がない場合もあり、致死率も高くなります。たとえ一命をとりとめたとしても、長期入院によって認知症に似たような「せん妄」という病態が起こる場合もありますし、床ずれの心配もあります。

早いうちに手術をしていたら、1時間もかからず手術が終わり、その日のうちに家に帰って、翌日からは日常生活に戻れるはずなのに、放っておいたばかりにこのような大事になってしまうのです。

つまり、鼠径ヘルニアをそのままにしておくのは、体の中にいつ爆発するかわからない「時限爆弾」を抱えているようなものなのです。時限爆弾なら、爆発する前に速やかに取り除いたほうがいいですよね。

その6 「痛くなったら受診」では手遅れ

嵌頓になるかならないかは「時の運」

医師によっては「痛くなってから受診したらいいよ」と言いますが、痛くなってきてからでは手遅れになる場合があります。痛みが出てくるというのは飛び出た腸に圧がかかった、言ってみれば「苦しみが始まった状態」だからです。

痛くなったあとに腸が元の場所に戻ればその痛みはおさまります。しかし、腸が飛び出たまま戻らないと、先に言った「嵌頓」になり、症状は一気に悪くなってしまいます。

痛くなった段階で、腸が元の場所に戻るのか、それとも戻らないのかはわかりません。まさに時の運でしょう。たまたま、そのときは痛みがおさまったとしても、治ったわけではないので、必ず「次」の痛みがやってきます。次に痛みを覚えたときには今度は嵌頓に転ぶ可能性も十分にあり得るのです。

体に違和感を覚えたらすぐ受診を

ある患者さんはなんとなく痛みを覚えて来院しました。ところが、「早く手術したほうがいいですよ」と何度言っても、「いや、怖いから手術はしない」とかたくなに拒み続けてきたのです。

それから数回同じようなやりとりがあったあと、ある日、ものすごい痛みに襲われてやってきました。嵌頓になっていたのです。緊急手術を行い、もちろん入院です。

「先生の言う通り、もっと早く手術をしとけばよかった……」と嘆いていました。

痛くなってからでは遅いです。鼠径部に違和感を覚えたらすぐ受診しましょう。

手術の判断は痛みではなく、「出ている」かどうか

本来出てはいけないものは即手術

「痛くなってからの受診では遅い」という話をしましたが、患者さんの中には、「痛みがないのに、なんで手術しなければいけないのですか？」と言う方がいらっしゃいます。

手術をするかどうかの判断は、痛いか、痛くないか、ではありません。**本来出てはいけないものが飛び出ている段階ですでに異常事態であり、手術の対象**なのです。

鼠径部にふくらみを感じるなど、飛び出ていたら手術です。逆に出ていなかったら手術をする必要はありません。

人はどうしても「痛いから治そう」「痛みを取り除きたいから病院に行こう」と考えがちです。しかし、こと鼠径部に関しては違います。いつもと違うな、なにか違和感があるなと思ったらすぐに受診しましょう。

まれに、鼠径ヘルニアではない場合もあります。たとえば、鼠径部のリンパ節が腫れてふくれあがっているという方がいます。リンパ節というのは、ばい菌との戦いの場であり、ばい菌が体内に入り込むのを防ぐ関所のような役割を果たしています。

たとえば、足に傷がある、足の爪からばい菌が入った、泌尿器や婦人科系からばい菌が入った、性感染症などの場合、鼠径部のリンパ節が腫れることがあります。その場合には薬が効きますから、抗生物質（抗菌薬）を服用してもらって様子を見てください、とお伝えしています。

割合としては、来院される方の20人に1人程度です。あと皮膚科疾患の可能性はありますが、それ以外はまず鼠径ヘルニアです。第4章で、チェックの仕方を詳しくご紹介しますが、鼠径部の左右を見比べて、ふくらみ方などに差が見られる場合には、一度診察を受けたほうがいいでしょう。

第3章
鼠径ヘルニアは1日で治る

本章では、鼠径ヘルニアを発症してから、どのような手順で手術が行われるのかについて、ある患者さんの例を見ながらお話ししたいと思います。

○×駅前でコーヒーショップを経営している、63歳男性の場合。

1週間ほど前から、右太もものつけ根部分がなんとなく出っ張っているように感じて、気になっていました。左足の同じ部分と比べると明らかにポコッとふくらんでいるのです。でも、横になると引っ込むし、特に痛みもありません。そもそも何科に行けばいいのかもわからないし、どうしよう……と思いながらそのままにしていました。

あるとき、久しぶりに会った孫(6歳)と一緒に歩いていたら、パンツのポケットのあたりを指さして、「おじいちゃん、ここにボール入れてる？」と突然言われたのです。「そうか、やっぱり目立つか……」Aさんは気になって、インターネットで調べてみることにしました。

「太ももつけ根　ふくらみ」と検索すると、「鼠径ヘルニア」という言葉が出てきたのです。手術をしないと治らない病気のようですが、コーヒーショップは1人で切り盛りしているので、何日も入院をするわけにはいきません。

「困ったな。どうしようかな」と悩みながら、近所で鼠径ヘルニアを診てもらえる病院を探したところ、「日帰り手術が可能」という鼠径ヘルニア専門のクリニックがあったので、予約を取ることにしました。

病院を受診

①鼠径ヘルニアの確定診断

まず、鼠径ヘルニアかどうかの確定診断を行います。

横になるとふくらみは見えなくなってしまうので、病院では腹部の超音波（エコー）検査を行います。腹圧をかけて超音波検査を行うことで、腹壁の弱い場所から腸が出入りしているのを確認。あわせて「嵌頓《かんとん》」になっていないかの確認もします。飛び出した腸が戻らず硬くなり、放っておくと腐ってしまう「嵌頓」の状態にまで症状が進んでいた場合には、すぐに総合病院での緊急手術が必要になるからです。

②病状の説明、手術の同意

緊急手術は必要ないと確認したら、鼠径ヘルニアという病気についての説明と病状、それから手術の必要性があることをお話しし、同意を得ます。

③手術日程を決める

「こんな手術です」と手術法を説明したら、手術の日程を決めます。

④術前検査

手術からさかのぼって1カ月以内に1度術前検査を行います。術前検査は、患者さんが手術に耐えられるかどうか調べるのが目的です。

具体的には、血液検査、胸部X線検査、心電図、それから呼吸機能のチェックを行います。

また、高齢の方や心臓が悪い方は、これらの検査に加えて心臓の超音波検査も行い、心臓が全身麻酔に耐えられるかを調べる場合があります。こうして万全の準備を整えます。

手術日程を決めた日が手術日まで1カ月を切っている場合には、その日のうちに検査を行うこともあります。

手術前日

手術の前日も特に制限はありません。食事制限も特にないので、普通に食べて飲んで大丈夫ですが、22時までには終えるようにします。

この手術に限らず、全身麻酔の場合には胃を空にしておくのが鉄則です。以前、「朝ごはんを食べたらダメですよ」と言ったら、パンを食べてきた、という方がいらっしゃいました（笑）。朝食はとらずに手術を迎えましょう。

手術当日

当日も手術3時間前まで、水、お茶のみ飲んでも大丈夫です。手術開始の30分前までに受付を済ませ、服を着替えたら、手術室まで歩いて向かってもらいます。私のクリニックでは、患者さんが少しでもリラックスできるようにあらかじめ曲のリクエストを聞いておきます。そして、当日は患者さんお気に入りの音楽を手術室に流すようにしています。

麻酔は全身麻酔

ベッドに横になり、点滴をします。麻酔薬が入っているので、いつのまにか深い眠りについてしまいます。

全身麻酔と言うと「大手術なの？」と不安になる方もいらっしゃいますが、全身麻酔だからこそ日帰りが可能です。よくドラマなどで、手術台で口にチューブが入り、眠っているシーンを見るかもしれません。あれも同じ全身麻酔ではありますが、種類が少し違います。ドラマなどでよく見る全身麻酔は「気管内挿管」といって気管にチューブを通し、本人が呼吸している状態（自発呼吸）ではなく人工呼吸器を利用して人工的に呼吸させながら手術をするものです。

私たちが行う全身麻酔は気管にチューブを通しません。チューブの先が気管の手前にある声帯に密着する、風船状にふくらんだものを使用します。このチューブを声帯直前まで挿入して空気でふくらませ、声帯に密着させて自発呼吸のままで手術をするのです。

そのため、非常に気道へのダメージは少ないですし、手術中、患者さんは意識がない状態なので、痛みも感じません。手術が終わるとスッと目が覚めます。し

第3章

ばらくは少しぼーっとするかもしれませんが、1人でトイレにも行けますし、食事も普通にとることができます。術後当日の車やバイク、自転車の運転は控えてもらっていますが、普通に歩いたり、電車などの公共交通機関に乗ったりすることは十分可能です。

腰椎《ようつい》麻酔という下半身だけ麻酔をかける方法がありますが、その場合は翌日まで普段のようには足が動きません。また、自分で排尿できない状態になるので、尿道から膀胱《ぼうこう》に管を入れ、翌朝まで過ごしていただく必要があります。つまり、日帰り手術は難しいのです。

手術は1時間程度で終了

手術は、腹腔鏡を用いた方法で行います。おへその中を2cmほど切り、そこから鉗子や腹腔鏡を通して手術を行います。手術の方法については、第5章で詳しくお話しします。

症状にもよりますが、平均して手術時間は1時間かかりません。麻酔時間を考慮しても1時間半程度です。

私のクリニックでは、手術は午前中に3件行います。朝9時に手術を行ったら、10時半までには終了。その後回復室に移動し、体調にもよりますが2時間ほど休んでもらいます。手術後、12時半にはご帰宅できるということです。

シャワーも可　午後からは通常モードに

手術直後は、車などの運転、激しい運動、湯船につかるのだけは控えます。それ以外は普段通りで大丈夫です。歩いたり、電車やバスなどの公共交通機関を利用したりして、家に帰れます。昼食もいつもと同じように食べられます。創口もおへその中2cm程度ですし、おへそには綿を詰め、その上から防水、滅菌のシールを貼るので、シャワーを浴びても大丈夫です。シールはそのまま1週間貼っておきます。

一般的にそれほど痛みはありませんが、個人差があります。人によっては筋肉痛のような痛みを感じる場合もあるでしょう。痛み止め薬を処方しますので、痛いと感じた場合には使用法通りに薬を飲みましょう。

翌日からは運転も湯船も可

翌日には痛みもだいぶやわらぐでしょう。車の運転もできるようになりますし、お風呂で湯船につかっても問題ありません。食事もいつも通りで大丈夫ですし、運動もよっぽど激しくなければ問題ありません。日常生活にほぼ戻れます。手術は皮膚の下を縫っているので抜糸は必要ありません。

3日目からはほぼ普通の生活に

手術を受けた方に取っているアンケートによれば、約8割の方が3日目からはこれまで通りの生活に戻っているという結果が出ています。笑ったときや咳をしたとき、寝るときと起き上がるときに筋肉痛のような痛みを覚える場合もありますが、その程度です。切る箇所も1カ所ですし、大きさも2cm程度と非常に小さいので、その分痛みも少ないのです。

次の受診は1週間後

次の受診は1週間後。おへその創のチェックと鼠径部を超音波検査します。手術では溶ける糸を使用しているので、抜糸をすることもありません。問題なければ、手術直後におへそに貼った防水シールをはがして終わりです。

このとき、特にふくらみが大きかった人は脱腸の部分に水がたまっていたり、腫れがあったりすることがあります。「再発したのでは？」と心配される方もいるのですが、大丈夫です。たまった水は体液です。やけどしたとき、水ぶくれができて、その中に水のようなものがたまりますよね。それと同じようにしばらくは体液が出てくるのです。徐々に吸収されていき、最後にはキレイに消えていくので安心してください。

腫れることもありますが、これも問題ありません。必ず腫れもひいてきます。時間が薬です。

余談ですが、私のクリニックでは、手術後1週間目にいらした患者さんと記念撮影をし、本人の許可を得てから院内に飾らせていただいています。はじめは緊張して来院された患者さんも、手術が終わり、1週間もたつと表情がやわらかくなり、笑顔が見られるようになります。その変化を見るたびに、「笑顔になってもらえてよかったな」と私までうれしい気持ちになります。

また、「鼠径ヘルニアかも……」と気になって受診された初診の患者さんには、何十枚にもなる壁に貼られたこれらの写真を見てもらいながら、「ここに貼られた写真の皆さんも、最初はあなたと同じように緊張されていましたが、手術が終わって1週間もたつとこんな笑顔で帰っていかれるのですよ」とお話しします。すると、初診の患者さんも、「自分も手術後にこのような笑顔を見せられるようになるのか……」ととても安心されるようです。

術後日常生活に制限はありませんが、1日中ゴルフのラウンドを回ったり、ジムでトレーニングをしたりするなどのハードな運動は、術後2週間までは控えていただいています。

1カ月、6カ月、最後は1年検診

術後の経過が順調なら、その後は術後1カ月、6カ月のタイミングで受診していただきます。1週間検診と同じように、手術創のチェックと鼠径部を超音波検査します。1カ月後には傷もほぼわからない状態になっていますが、まれに傷が硬くなっていて心配される方もいらっしゃいます。これも回復の途中なので問題ありません。1週間検診で水がたまっていたり、腫れがあったりした場合には、それらがどのくらい減ってきたかをチェックします。

個人差はありますが、普通の大きさの方は、半年後にはほぼ患部が平らになるでしょう。非常に大きかった方は、1年くらいふくらみ（水のたまり）が消えない場合もあります。

また、反対の鼠径部もチェックします。というのも、片方の鼠径部にヘルニアを発症した人は、反対側もヘルニアになる確率が高いからです。これを「対側発症」と言います。反対側に新たに発症するため「再発」ではありません。

私のクリニックでは、手術後も再発がないかを確認するために1年後まで見せていただきます。総合病院など入院手術の場合には、退院前に患部をチェックし、問題なければそれで終了となることが多いでしょう。

1年後の最終受診時には経過を確認し、反対の鼠径部もチェックし、問題がなければ卒業です。お疲れ様でした！

これはあくまで私のクリニックでの対応です。同じく日帰り手術を行っている病院でも対応は異なる場合があります。詳しくは受診される病院に聞いてみてください。

「手術がめんどくさいな」と感じる方もいらっしゃるかもしれませんが、手術をしてもかなり制限は少ないです。それに、手術をすることで自由にできることも増えるはずです。ためらっている方がいたら、ぜひ受診してみましょう。思ったよりもスムーズに進むはずですよ。

第4章
40歳過ぎたら要注意！自分でわかる「鼠径ヘルニア」チェック

鼠径ヘルニアになりやすいこんな環境

40歳を過ぎた男性は、鼠径ヘルニアになる可能性はおおいにあることを自覚しましょう。鼠径ヘルニアの一番の原因は「加齢」と言われています。年齢を重ねるほどに体の機能も低下してきますから、その分鼠径ヘルニアのリスクは高まります。

特に、次のような人は気をつけたほうがいいでしょう。

肥満

肥満の人は、内臓にも脂肪がついているため、お腹の中の重量が重いです。たとえば、同じ身長で60kgの人と80kgの人とを比べたとき、80kgの人は立ったときに鼠径部に60kgの人よりプラス20kg分の圧がかかることになります。20kgの米を持つとかなり重いですよね。それが、立っている間中ずっと鼠径部に乗っていたらどうでしょう。鼠径部にはより負荷がかかり、ダメージを負いやすいと言えるでしょう。

このように、標準体重の人より肥満の人のほうが鼠径ヘルニアになりやすい環境下にあることはたしかです。

便秘

便秘というのは、腸の通りが悪く、便が詰まってたまった状態ですね。それを押し出そうとトイレで力むと、腹圧がかかり鼠径部にも影響を及ぼすことがあります。

鼠径ヘルニアの患者さんの中には、鼠径ヘルニアの手術が終わった後から便秘が治ったという方もいらっしゃいます。また、手術が済んだあと、一番聞かれるのが、「今日から、トイレで力むときに鼠径部を押さえなくてもいいですか？」という質問です。「押さえなくていいですよ。普通にしてください」と言うと、「本当に？ もうトイレに行くたびに、鼠径部を押さえなくていいんだ。よかった！」ととても喜ばれます。

皮膚のたるみ

若い頃はピン！ と張り詰めていた皮膚も、年齢を重ねるうちに皮膚に張りがなくなり、ぶよぶよとたるんできます。これも鼠径ヘルニアになりやすいサインです。どうしても年齢を重ねると体がゆるんでくるのは仕方ありません。ですが、これは体全体がゆるんできているということ。つまり腹壁も弱ってきています。

もし体のたるみやゆるみが気になり始めたら、鼠径ヘルニアになる可能性もある、ということを覚えておいてください。

重い荷物を持ち運ぶことが多い

バーベルを持ち上げるときをちょっと考えてみましょう。「ふっ！」と下腹部に力を入れて踏ん張りますよね。このとき、一気に腹圧がかかります。これが鼠径部に負担をかける原因の1つになります。

バーベルと同じく、重い荷物を持ち上げて運ぶ際にも同じく腹圧がかかります。それが腸が飛び出る要因になることもあるのです。

ただし、重い荷物を持ち運ぶ仕事をしているからといって、必ず鼠径ヘルニアになるというわけではありません。あくまでも可能性の話です。

立ったり座ったりする動作が多い

椅子から立ち上がったり、座ったりする動作は、重い荷物を持ち運んだときと同じく、腹圧がかかります。これを繰り返すうちにじわじわと鼠径部に負担がかかって弱り、あるとき鼠径ヘルニアを発症するということがあります。

咳込むことが多い

咳をすると、瞬間的に腹圧がかかります。咳込むと何度も繰り返し腹圧がかかった状態になります。回数を重ねれば重ねるほど、鼠径部には負担がかかり、弱ってきます。そしてある一定までくると腸が飛び出してしまうというわけです。

喫煙者は痰が絡んで、咳込むことがよくありますね。鼠径ヘルニア予防の観点からも禁煙は効果的と言えるでしょう。

体に「小さな違和感」を覚えたら……

今までなかったものがある！　は黄色信号

鼠径ヘルニアが怖いところは、初期段階ではほとんど症状を自覚しないというところです。でも、「小さな違和感」はわかると思います。

それは、片方の鼠径部が「**なんとなくふくらんでいる**」ことです。両足同時に鼠径ヘルニアを発症することもゼロではありませんが、たいていが片側だけ発症します。ここで重要なのは、「**今までなかったものがある**」という点です。

今までになかったやわらかいふくらみがあることに気づいたら、次は横になってみましょう。そのふくらみは**横になると引っ込みますか？　立っているとふくらみを感じるのに、横になるとふくらみが引っ込んでなくなる**のも、鼠径ヘルニアの大きな特徴です。鼠径ヘルニアであれば、もう一度立ち上がると、残念ながら再びふくらみが出てきます。

・鼠径部に、今までなかったやわらかいふくらみが感じられる
・鼠径部に左右差がある（片方の鼠径部だけふくらんでいる）
・横になるとふくらみがわからなくなる（ふくらみを押すと引っ込む）

この3つの「小さな違和感」を見過ごさないようにしましょう。

「鼠径ヘルニア」セルフチェックリスト

ここでは、鼠径ヘルニアかどうかを自分で判断できるチェックリストをご紹介します。1つでも「当てはまるな」と思ったら、後回しにせず、ぜひ早いうちに外

科を受診するようにしましょう。

□　太ももの付け根（下腹部）にやわらかいふくらみがある
□　そのふくらみは、手で押し込むと消える
□　横になるとそのふくらみがなくなる
□　下腹部になんとなく違和感や不快感がある
□　ときどき差し込むような痛みを感じる
□　お腹が張っているような感じがする

これらは鼠径ヘルニアの代表的な症状です。もちろん、この症状だから鼠径ヘルニアだ！　とは断言できませんが、当てはまる数が多ければ多いほど、鼠径ヘルニアである確率が高くなるのはたしかです。

自分でできる「鼠径ヘルニア発見法」

では、ここで鼠径ヘルニアの見つけ方をご紹介したいと思います。
お風呂上がりなどにやってみてください。

①立った状態で、人差し指、中指、薬指をそれぞれ軽くつけたら、両手の親指と人さし指で逆三角形をつくります。
②小指を太もものつけ根部分にあて、手のひら全体で下腹部(鼠径部)を覆います。
③その状態で、空咳をしてみましょう。うまく咳ができない場合は、下腹部にグッと力を入れて踏ん張るようにしてみてもいいでしょう。女性はわかりにくいかもしれません。トイレで力むようなイメージです。

このとき、親指大〜ピンポン玉くらいのものが内側から押し返してきて、手の

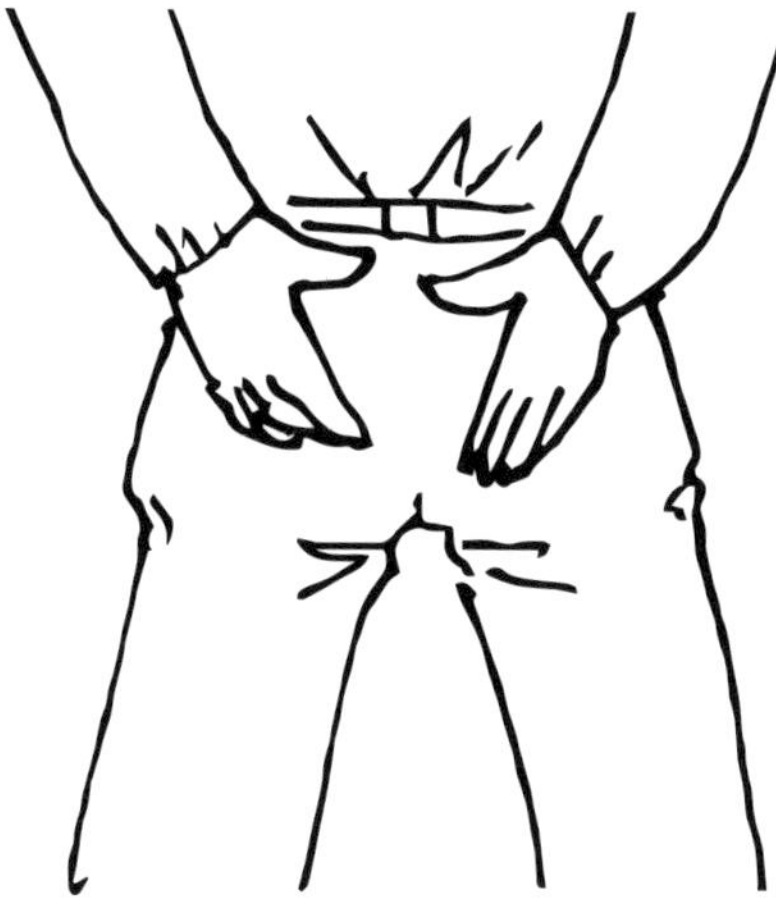

鼠径ヘルニアを自分でチェック

ひらに当たるような感触があったら……鼠径ヘルニアの疑いがあります。

鼠径ヘルニアが小さいと、手のひらにかすかに圧を感じる程度で、下腹部の力を抜くと引っ込むでしょう。

患者さんが来院されるタイミングで一番多いのは、ピンポン玉くらいの大きさになったときです。次が、ニワトリの卵くらいの大きさになってから。それから、手のこぶし大くらいの大きさになってからいらっしゃる方の順です。

そして4番目に多いのが親指大くらいの初期段階。また、2割くらいがソフトボール大くらいの大きさで、赤ちゃんの頭くらいの大きさになってから来院される方も1割弱いらっしゃいます。

親指大程度なら、日常生活にもさほど支障はないかもしれません。また、手術も短時間で終わりすぐに治ります。

しかし、ソフトボール以上の大きさになってくると、トイレもしにくくなってきますし、洋服を着ていても目立ちます。当然のことながら、痛みや違和感を覚えるなど、日常生活にも支障を来すようになるでしょう。また、嵌頓《かんとん》になる可能性も大ですし、手術も難しくなり、時間を要する場合が多いです。

そうなる前の、「なんだか鼠径部に違和感を覚えるな…」の段階でぜひ受診しましょう。

死に至ることも？　本当は怖い鼠径ヘルニア

ここまで、自分で鼠径ヘルニアを見つける方法をご紹介してきました。自覚症状があまりないのでわかりにくいのが、鼠径ヘルニアの初期症状ですが、次のようになってきたらちょっと危険です。「嵌頓」になると、一気に命に危険が及ぶこともあるからです。

ふくらみが大きくなってきた

はじめは親指大くらいの大きさだったふくらみが、次第にピンポン玉くらいになり、やがてニワトリの卵ほどの大きさ、そしてこぶし大くらいまでになってきます。さらに赤ちゃんの頭くらいのサイズにまで成長することがあります。ここまで大きくなったら非常に危険です。

だんだんと大きくなってくるのはよくないサイン。腸が鼠径部からどんどん飛び出てきている証拠なので、すぐに受診しましょう。

やわらかかったふくらみが硬くなる

はじめはやわらかかったふくらみが、あるとき硬くなることがあります。触るとスーパーボールのようなゴリゴリとした塊を感じることもあるでしょう。これは「嵌頓」の初期段階です。

腸が今まで以上に飛び出てきて戻れなくなった状態です。飛び出した腸は腹壁の穴で締め付けられて、カチカチに固まってしまったのです。締め付けられた腸には血が通いません。

こうなると、あとは症状が悪化するばかり。半日も経たないうちに悪化して、猛烈な痛みに襲われることもあるでしょう。硬くなったら一刻も早く外科を受診しましょう。

ふくらみを押しても元に戻らない

初期段階では、ふくらみは押すと戻ります。また、横になると見えなくなります。ふくらみがやわらかくてすぐに戻る場合は嵌頓ではありません。しかし、ふくらみが硬くなり、押しても戻らなくなったり、横になってもふくらみが消えなかったりしたら、かなりの赤信号です。そのうち、激しい腹痛が出てくるかもしれません。

これは腸閉そくを引き起こしている状態なので、はじめは鼠径部だけに痛みを覚えるかもしれませんが、次第にお腹全体に痛みが広がっていくでしょう。

吐き気、嘔吐《おうと》

吐き気や嘔吐を催したら、かなりの危険信号。腸閉そくが進行し、腸の内容物が肛門側に流れていかずにとどまり、逆流してくるために起こる症状です。こうなったら、一刻も早く病院に行きましょう。

嵌頓はいつ起こるか？　それはまったくわかりません。実際、さっきまで大丈夫だった人が突然苦しみ出し、七転八倒しながら緊急搬送、そして緊急手術になった例もあります。

特に、ふくらみが硬くなり、押しても元に戻らなくなったら、あとは坂道を転げ落ちるように症状が一気に悪化します。半日も経たないうちに、激しい腹痛、吐き気や嘔吐がほぼ同時進行で起こることもあります。

飛び出して血が通わなくなった腸は壊死《えし》します（腐ります）。壊死した腸の壁は薄くなって破れてしまいます。これを腸穿孔《ちょうせんこう》と言います。腸の内容物は便汁なので、便汁がお腹の中に飛び散ってしまうのです。

腸を含む内臓は「腹膜」という袋に包まれています。この腹膜でできた袋の中に便汁が広がるため、腹膜は激しい炎症を起こし、「腹膜炎」という状態に陥ります。腹膜炎という病名は聞いたことがあるかもしれませんね。緊急手術が必要になり、命を落とす可能性が高い病気です。

鼠径ヘルニアは、高齢者ほどなりやすい病気です。高齢者は若い人に比べて体力が落ちています。腹膜炎になったらそれを跳ね返す力も弱っているため、なおさら命の危険性が高くなると言えるでしょう。

そうなる前に、早く手術を受けるのが一番の得策です。

どうか早期発見、そして早期治療をしてください。

第5章
先生に質問！
聞きたくても聞けない「鼠径ヘルニア」

本章では、鼠径ヘルニアに関してよく聞かれる質問・疑問をご紹介し、それぞれ詳しく解説します。

質問1　鼠径ヘルニアを予防するために、気をつけたほうがいいことはありますか？

答え　予防とは言いきれませんが、腹圧をかけない行動は大事です。

本当によく聞かれるのが、「どうしたら鼠径ヘルニアを防ぐことができますか？」という質問です。

たとえば、がんなどの病気なら、ストレスをためすぎないとかバランスのよい食事をとる、睡眠をしっかりとる、軽い運動をするなど、予防法や対処法がありますよね。それと同じように、鼠径ヘルニアもなんらかの予防法があるのではないか？　と思うのも当然のことだと思います。

ですが、鼠径ヘルニアには、残念ながら事前に防ぐ方法がないのです。

言ってしまえば、なるときにはなるし、ならないときにはならない。私たち医師にも、これしか言いようがありません。

逆に言うと、鼠径ヘルニアになったからといって、「ゴルフをやりすぎたのが悪かったかな」「筋トレしていたのが鼠径ヘルニア発症の原因になったのかも」

と悔やんだり、反省したりする必要もありません。どんな方でもなるときはなるからです。

とはいうものの、強いて挙げるならば、腹圧をかけないほうがいいというのはあるかもしれません。

具体的には、次のようなことに気をつけましょう。

メタボに注意！

体重を増やし過ぎないことは大事です。内臓が重くなると鼠径部に負担がかかります。それが、結果的に鼠径ヘルニアにもつながるかもしれないからです。

そもそも、メタボは内臓の病気にもつながりますし、ひざや腰を痛める原因にもなりますから、いろいろな意味で気をつけたほうがいいですね。

トイレで力みすぎないで

便秘がいけないというより、便秘によってトイレで力むことによって腹圧がかかるのがよくありません。トイレで踏ん張りすぎないことが大事です。そのためにも、普段から便通をよくする食生活を心がけましょう。たとえば、繊維質の多い海藻類や腸の働きをよくするためにヨーグルトを食べるなどがおすすめです。ほかには適度な運動も腸を動かすことにつながるのでいいのではないでしょうか。

重い荷物を一気に持ち上げない

引っ越しや仕事などで、「よっこいしょ」と重い段ボールを運ぶことがあるかと思います。これも、腹圧をかける原因の1つですから、できるだけ避けたほうがいいでしょう。

たとえば、いくつかの荷物があるなら同時に運ぶのではなく、1つずつ運ぶ。一気に持ち上げるのではなく、鼠径部に力がかかりすぎないようにゆっくり持つ。重そうな荷物は誰かに頼むのも1つの方法です。このように、腹圧をかけすぎないよう、少し心がけるだけでもだいぶ違うと思います。

前立腺がんを患った人は要注意

前立腺がんの手術をした人は少し注意をしたほうがいいかもしれません。実際に患者さんを診察していて、前立腺がんの手術をした方はけっこうな頻度で鼠径ヘルニアになっています。

それから、もう1つ私がお伝えしたいのは、**セルフチェックをこまめに行い、早く気づき早く対処することこそが一番の対処法だ**ということです。

早期発見、早期治療をすれば、日帰り手術で治りますし、すぐに日常生活に戻ることができます。ですから、「鼠径ヘルニアになるかも？」と行動を制限する必要はまったくないです。メタボは別の病気の要因にもなりますから解消したほうがいいですが、ゴルフや筋トレなど、好きなことはやっていいと思います。

鼠径ヘルニアを発症した方に対しては、「あなたに非はまったくありません。あなたは悪くないので大丈夫ですよ」とお伝えしています。

質問2　筋トレをして身体を鍛えれば、鼠径ヘルニアにはなりませんか？

答え　いくら身体を鍛えても、鼠径ヘルニアになるときはなります。

1の質問にも似ていますが、「筋トレをしたら、鼠径ヘルニアを予防することはできますか？」と聞かれることもよくあります。

答えは「NO」です。残念ながらいくら身体を鍛えたとしても、鼠径ヘルニアになるときにはなります。絶対にならないのは、無重力状態で、歳をとらないようになったときです。非現実的な話ですね。

先日は、ボディビルをがっつりやっている方が発症されました。大会に出ようと練習をしているときに、ビキニの上からふくらみを見つけ、「なんだ、これは？」と焦っていらしたのです。いくら筋肉を鍛えてムキムキにしたとしても、鼠径ヘルニアになるときにはなります。繰り返しになりますが、大事なことなので何度でもいいます。

なることを心配するより、なってからの対応を素早く。これで十分です。

余談ですが、その方は無事手術を済ませ、ビキニをはいてもふくらみを気にする必要がなくなったため、次の大会には何の心配もなく出場し、心置きなく競技に集中することができたようです。

質問3　はっきり言って、手術は痛いですか？

答え　手術後の痛みは「筋肉痛程度」の人がほとんどです。

人によって、痛みに強い人、弱い人がいますし、痛くなる程度も変わってくるので一概には言えませんが、全般を通して激しい痛みはないと思います。

手術中は全身麻酔で眠っている状態なので、痛みを感じることはありません。点滴を取る際に針がちょっとチクッとするくらいです。

痛みを感じるのは術後です。そのために、帰宅後から内服してもらう痛み止めと、内服薬だけでは痛みが強い場合に使う坐薬をお渡ししています。

たまに1週間の検診で、「先生、手術後、痛くてつらかったです」と言う方がいらっしゃいます。聞けば、痛み止めの薬を全然使わなかったようなのです。「もっと痛くなってから坐薬を使おう」と思っていたと言います。ですが、痛みは手術直後がマックスです。そこからは日を追うごとに痛みは右下がりに減ってきます。痛みを感じたときが一番痛いときなので、我慢せず遠慮せずにもらった薬を使ってください。

痛み止めを適切に使用した方の多くは、「思ったより楽でした」「筋肉痛みたいな痛みを覚えることはあるけれど、その程度です」とおっしゃいます。

ちなみに、年齢や性別で言えば、一番痛みに弱いのは若い男性です。逆に痛みに一番強いのが高齢の女性かもしれません。


私のところでは、手術後に患者さんがなるべく痛みを感じずに生活できるようにと考えています。どのタイミングでどの薬を使ったら、手術後に患者さんの痛みが軽くて済むかについて開院以来ずっとデータを取り、その中でもっとも痛みが少ない方法を使っています。

質問4　手術前、タバコは吸ってもいいですか？

答え　術後肺炎のリスクが高まるので、タバコは我慢しましょう。

タバコを吸っている人は、手術の日程が決まったら当日まで禁煙をお願いしています。というのも、喫煙している人はそうでない人に比べて術後に酸素がうまく取り込めなかったり、粘り気の強い痰が多量に出たりして、肺炎を引き起こす確率が高いからです。

せっかく手術がうまくいっても、術後の肺炎で入院が必要になってしまう可能性もあるのです。咳込むこともありますから、術後の傷に響いて痛いですし、咳によって腹圧がかかるので再発のリスクも高まります。いいことはありませんよね。

ですから、手術日が確定したらその日から禁煙し、少しでも肺をキレイにするよう心がけてもらいます。長く禁煙できればできるほど、術後肺炎のリスクは減ります。

質問5　手術が終わったら、お酒を飲んでもいいですか？

答え　飲んでもいいですが、ほどほどにしましょう。

よく聞かれる質問に、「今日、手術が終わったのでお酒を飲んでもいいですか？」があります。お酒を飲むと体の血行がよくなるので、痛みは感じやすくなります。どうしても飲みたいのであれば、ダメではありませんが、おすすめはしません。

手術が終わった喜びに、つい乾杯したくなる気持ちもわかりますが、痛みのことを考えるとほどほどにしておきましょう。

質問6　手術が終わったら、お風呂に入ってもいいですか？

答え　翌日からは湯船も大丈夫です。

手術の当日は、軽くシャワー程度なら大丈夫です。湯船に浸かるのは翌日以降から。次の日なら、思いっきり湯船にザブン！　と浸かっても大丈夫ですよ。切開した部分にはしっかりと防水シールが貼ってあるから、水が傷口から入り込むことはまずありません。安心してお入りください。

余談ですが、これまで鼠径ヘルニアのふくらみが恥ずかしくて温泉や銭湯に入れなかった方が、手術を機に温泉旅行に出かけるようになったという話はよく聞きます。

質問7　手術が終わったら、運動してもいいですか？

答え　軽い運動は翌日から大丈夫。激しい運動は2週間後からにしましょう。

手術が終わったら、歩いて帰ることはできます。日常生活のウォーキングは翌日から問題ありません。軽いランニングや激しくない運動などは、翌日以降痛みと相談しながら始めてもいいでしょう。ただし、手術後2週間はゴルフやテニス、筋トレ、マラソンなど、ハードな運動は控えましょう。手術で当てたメッシュ（医療用の人工の網）がずれてしまう可能性があるからです。

ちなみに、これまでゴルフは痛くてスイングができなかったし、コースを歩き回るのもつらかったという方が、手術をしたら痛みもなくなり、楽しくラウンドを回れるようになったと喜んでいました。また、「スコアも伸びた！」と喜ぶ方もいらっしゃいます。

質問8　鼠径ヘルニアは再発したりしませんか？

答え　再発率は0・02%以下です。

鼠径ヘルニアの手術をして再発する可能性は、術式によって変わります。学会の発表では、腹腔鏡を用いた手術の再発率は1%以下と言われています。ちなみに私のクリニックのデータでは、これまで行ってきた約5700件の手術のうち、再発したのはただ1例です。再発率は0・02%程度です。

しかもこの1例の方は、鼠径ヘルニアの大きさが子どもの頭くらいになっていました。また、通常2週間程度は重い荷物を持つ、走り回るなど激しい動きは控えるようにお願いしていますが、この方は運送業を営んでいたため、手術の翌日から仕事に戻り、重い荷物を何個も持ち上げ、運んでしまったのです。

もともと開いていた穴が大きかったところに、メッシュがなじむ前に瞬間的に大きな圧力がかかる動作を何度も繰り返してしまったことで、ふさいでいた網を押し出して再発してしまったというわけです。

早めの対応をし、しかも術後2週間は激しい動きを控えさえすれば、再発は防ぐことができます。私のクリニックで手術を受けた人を対象に行った術後アンケートによれば、平均で3日目から日常生活を送ることが可能になっています。実際、この1例の方を除き、皆さん1回手術したらそのまま完治しています。

やはり、再発後の手術は1回目に比べて大変ですし、患者さん自身の負担も大きくなります。そして、再発率も上がります。

ちなみに、以前「4回再発した」という方が来院されました。別の病院で4回手術したのにそれでも治らなかった、というのです。一方、その方の息子さんは私のところで手術して再発することなく1回で治りました。「それなら、あなたが手術を受けたところに連れていって」と、息子さんと一緒にいらっしゃいました。

すでに別の病院で4回手術をしていますから、いつもと同じ定型の手術にはならないのは明白です。ですが、「やれるだけのことはすべてやります」とお伝えし、実際に手術しました。

結果は成功。5度目の正直です。

その方は現在、再発もなく、元気に過ごされています。

質問9　入院と日帰り、費用はどのくらい違いますか？

答え　日帰りの場合、医療費は入院の2～5割減です。

日帰り手術のいいところは、時間や体の負担が軽くなるだけでなく、費用の面でもかなり抑えられる点です。

年齢や収入などによって健康保険の負担率は1割から3割と変わるので、一概にいくら安くなるとは言えませんが、医療費の中で入院費が占める割合は非常に大きいのはたしかです。

やはり、入院はお金がかかります。鼠径ヘルニアの入院手術の場合、一般的に3～4泊の入院になることが多いでしょう。ベッド代とそれにともなう食事代や設備費などの諸経費もかかってきます。

日帰り手術の場合はこれらすべてが不要です。ざっくり見積もっても、医療費は入院した場合の2割から5割減になります。家計にも優しいですよね。

しかも、最近の生命保険は日帰り手術でも給付金が支給される場合も多いですから、生命保険で費用の大半をカバーできることもあります。

ただし、昔に加入した商品の場合、「入院5日目から支給」、「入院した場合に支給」などの条件のことがあります。その場合には、日帰り手術では保険金が支払われないことも。生命保険に加入している方は、手術を受ける前に一度確認しておいたほうがいいかもしれません。

質問10　日帰り手術はどこで受けられますか？

答え　日帰り手術は全国で20カ所ほど。大病院はほぼ入院手術となります。

鼠径ヘルニアの日帰り手術を行っているところは、全国で約20カ所ほどです。自分のお住まいの近くに鼠径ヘルニアの日帰り手術をしているところがあるかどうかを探す場合には、検索エンジンに「鼠径ヘルニア　全国　日帰り手術」と入れてみてください。

鼠径ヘルニアを診てもらえる病院の探し方として、重要なことがあります。それは、「手術件数が多いところを選ぶ」ということです。インターネット等で調べる際には、手術件数のデータをきちんと公表しているところのほうが信頼がおけます。

総合病院のような大きな病院はまず入院手術です。だいたいが3泊4日から1週間程度になります。私は岡山と京都、西宮に日帰り手術専門クリニックを開院していますが、今後は全国に20院くらいは増やして、どこに住んでいても当院の日帰り手術を受けて帰ることのできる環境を整えたい、と思っています。

鼠径ヘルニアが治ってよかったこと、聞いてみました

鼠径ヘルニアは初期の頃は痛みもありませんし、さほど気になりません。ですが、徐々に大きくなってくると、行動が制限されてしまいますし、日常生活にも支障が出てくるようになります。放置して悪化すると命の危険にさらされる場合もあります。

そのような鼠径ヘルニアを手術して治したことで「こんなことができるようになった！」と喜ばれることが多数あります。

そこで、患者さんに「鼠径ヘルニアが治って、どんなことがうれしかったです

第5章

か？」と聞いてみました。

温泉や銭湯、サウナに行けるようになった

温泉など多くの人がいる公衆浴場にはこれまで恥ずかしくて行けなかったという方が意外と多いです。手術後にさっそく温泉旅行に行った方も。「ずっと行きたかったけど、『ふくらみを見られたらどうしよう』という思いから、ためらってしまって……。手術の跡も小さいし、ふくらみもなくなったので、娘と旅行を計画しました。ついに念願がかないました！　大浴場に思いきり浸かることができてうれしかった」という声も聞きます。

ゴルフに行けるようになった

若い頃は毎週のようにゴルフをやっていた方が、鼠径ヘルニアを発症してからというもの、歩くとふくらみの部分がパンツにこすれて痛いし、ゴルフのスイングで腰を回すと飛び出たところが痛いなどの理由からしばらくゴルフから遠ざかっていたようです。

「ここ数年、ゴルフができなかったのですが、手術を終えて、この前久しぶりにゴルフをやったら、まったく痛くない。やっぱり楽しいですね。これからが楽しみです」

このように、手術をしてふくらみや痛みがなくなったことで、趣味のゴルフを再開して楽しんでいるようです。

パンツを普通にはけるようになった

飛び出た腸が大きくなりすぎてパンツが入らなくなってしまった、という方も

第5章

いらっしゃいます。ボタンがウエストで留まらないので、仕方なく「腰パン」に。孫に「おじいちゃん、なんでズボンをズルズルはいているの？」と言われたことも。

手術をしたら、下腹部もスッキリ。パンツをウエストまで上げることができるようになりました。「今までは腹囲も正常だったのに、手術を受けたら一気にメタボになってウエストのボタンが留まらなくなったよ」と言った方もいらっしゃいましたが、それはこれまで飛び出していた内臓を本来のお腹の中に戻したからなのです。少し運動を心がけたほうがよさそうですね（笑）。

トイレが楽になった

これは特に子どもの頭ほど大きく飛び出した男性患者さんの場合ですが、手術をしたことで「トイレ（排尿）が楽になった」ととても喜んでくれます。ふくらみが子どもの頭くらい大きくなってしまった方は、立って排尿をするのが困難になることも多いからです。長年患ってきた方で、「何十年ぶりに普通にトイレで排尿ができるようになりました」と喜んでいる方も多いです。個室しか使えないので、外ではトイレができないという場合も。公衆トイレが使えないから、遠出をする際にはパットを当てている方もいらっしゃいました。

それらのトイレ問題が手術後はすべて解消され、外出もしやすくなり楽しくなったといいます。

便秘が解消された

意外と多いのが、「便秘が治って快腸になった！」という方です。腸が脱出することで締め付けられ、腸の内容物（便）の流れが詰まってしまう場合も多いからです。また、トイレで力めなかったことが原因で便秘を引き起こしていた方もいらっしゃるでしょう。

「卵が先か、ニワトリが先か」ではありませんが、鼠径ヘルニアによって便秘になる場合もありますし、便秘が鼠径ヘルニアにつながるパターンもあります。

皆さんに共通して言えるのは、鼠径ヘルニアが治ったことで生活の自由度が増したということです。

データで見る鼠径ヘルニア

年間発症数は？

年間40〜50万人です。

厚生労働省の「令和2年（2020）患者調査」によると、2020年10月の鼠径ヘルニアの患者総数は3・6万人。これを年間に換算すると、43・2万人に

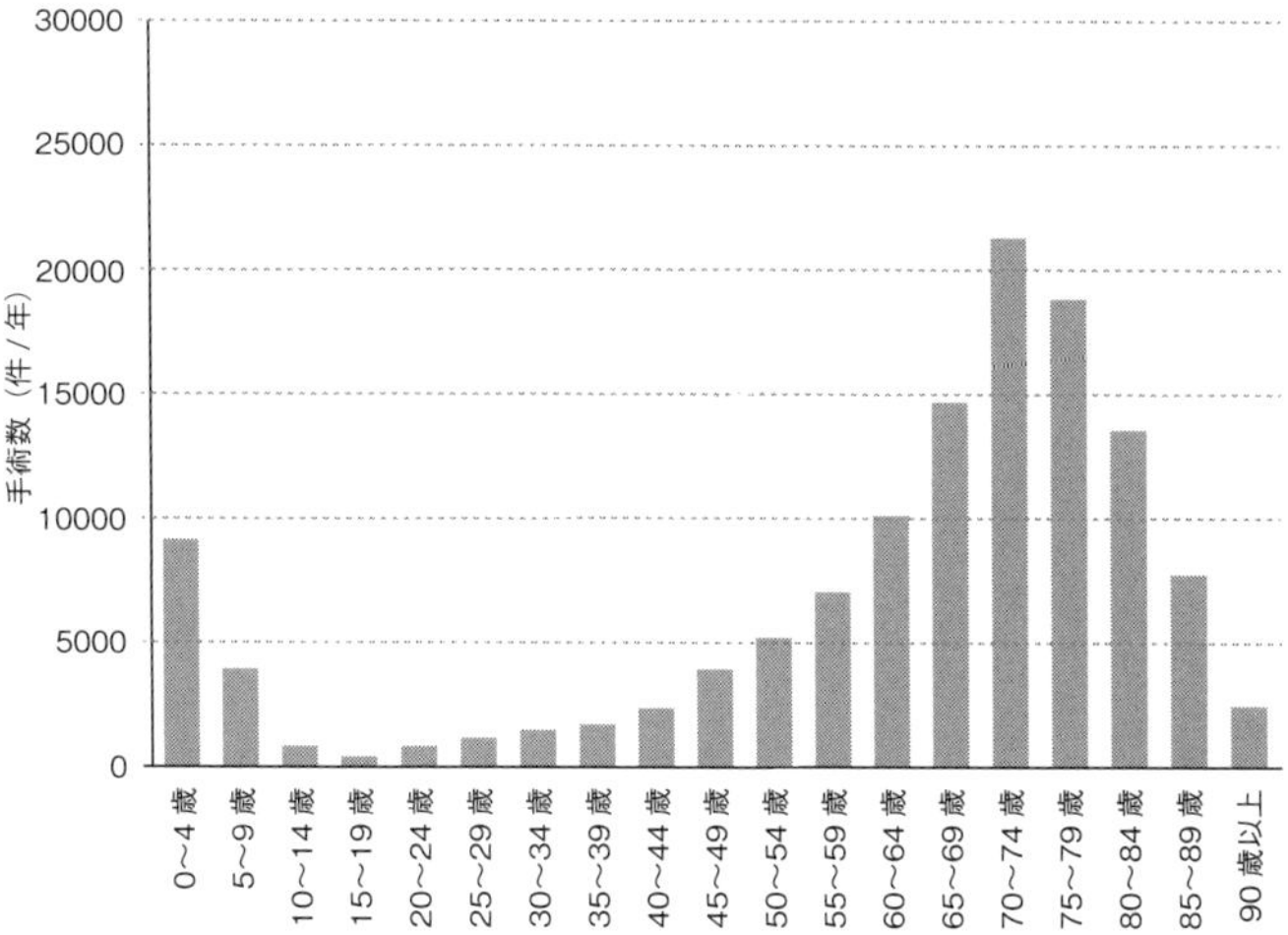

（2020年4月〜2021年3月）厚生労働省データより作成

日本における年代別鼠径ヘルニア手術数

なります。

２０２０年はコロナ禍で来院者数も減っている時期ですから、実際にはもう少し多い人数ではないかと考えられます。

なりやすい年齢は？

ピークは2回あります。

・乳幼児期

・60歳以降（40歳以上から）50〜70代で全手術症例の64・8％

男女比は？

圧倒的に男性が多く、データによって男性：女性＝4：1から8：1まであります。

生涯で鼠径ヘルニアになる可能性は？

・男性：27％
・女性：3％

第1章でもお伝えしましたが、男性の約3人に1人が一生涯のうち1回は鼠径ヘルニアになる可能性があります。

手術を受ける患者さんの割合は？

・手術件数：32％

・受診をしていない、手術を受けていない人：68％

驚くべきことに、データ上、手術を受けた人、受診した人は3割にすぎません。

鼠径ヘルニアの手術法

「手術」というとお腹にメスを入れる、切るといったイメージが強いかもしれません。たしかに、消化管のがんなどの場合はたとえ早期発見した場合でも、悪性の組織を切り取って身体から摘出するという作業が発生します。

そして摘出した後は、臓器をつなぎ合わせなければ食事ができません。しばらくは絶食が必要です。身体へのダメージはやはり大きいと言わざるを得ません。

第5章

ですが、鼠径ヘルニア手術は、お腹の壁に開いた穴を「補強」する手術です。腸を切除したりつなぎ合わせたりするなど、開腹して行う施術ではありません。つまり身体へのダメージは非常に低く抑えることができるのです。

鼠径ヘルニアの手術はこう変わってきた

鼠径ヘルニア自体の手術も時代を追うごとに進化し続けてきました。

鼠径ヘルニアは古代エジプトからの長い歴史がありますが、現在のような治療は19世紀に入ってからと言われています。バッシーニという外科医が１８８５年に手術をしたのが始まりです。

当時は、鼠径ヘルニアのふくらみの真上の皮膚を切開し、開いた穴を縫い合わせる「組織縫合法」という方法でした。開いた穴を直感的に縫い縮めたのです。そのため、患者さんは症状がおさまるまでは1週間くらい絶対安静でした。お腹はひきつれてつっぱることも多かったようです。つい伸びをしたら、縫い合わせた箇所から「ブチッ！」と音がして、縫い合わせた弱い穴が裂け、またむくむくとふくらみが盛り上がってきた、つまり再発してしまった、という笑い話のようなエピソードもあります。

この術式が日本でも30年前くらいまで行われていました。

メッシュ法

穴を縫い合わせるのでは不十分なことがわかったので、次はメッシュを使って弱った部分を補強するという方法が出てきました。「鼠径部切開法（前方切開メッシュ法）」と呼ばれる術式です。

鼠径部を5cmほど切開し、鼠径部の弱くなった穴（ヘルニア門）の上にメッシュ（人工の網）を当てて補強します。縫い縮めることがなくなったので（テンションフリー）、患者さんは伸びをしてもお腹がつっぱったり、手術で縫い合わせた穴が裂けたりすることもなくなりました。また、絶対安静にしなくても大丈夫になったのです。

とはいえ、やはりある一定数の再発は見られました。

腹腔鏡の使用

あらためて、想像してみてください。

人間の体は、箱（腹壁）の中に袋（腹膜）が入っているような状態です。腸などの内臓はこの袋の中に入っています。鼠径ヘルニアは、この箱の壁に穴が開く病気です。箱の壁に穴が開き、袋がそこから飛び出して風船のようにふくらんでしまうのです。そして、この風船の中に腸などの内臓が出入りする状態です。

この袋の中を「腹腔」と言い、箱と袋の隙間を「腹腔外」と言います。

「せっかく手術をしても再発するのは、なぜだろう？」

たびたび起こる再発の原因を考えた結果、「穴の中から飛び出るものを、穴の外からふさぐのが原因」という結論に達しました。

こうして、穴の内側からふさぐ方法としてできたのが「腹腔鏡下鼠径ヘルニア根治術」と呼ばれる術式です。

この方法には、２種類あります。「腹腔内アプローチ（ＴＡＰＰ法）」と「腹腔外アプローチ（ＴＥＰ法）」です。

①腹腔内アプローチ（ＴＡＰＰ法）

ＴＡＰＰ法は箱の表面に３カ所穴を開け手術を行います。腹腔鏡と鉗子《かんし》（鉄の爪のような道具）を袋の中に進入させます。そしてお腹の中の様子を見ながら、袋の中から袋を切り、袋の外にある壁の穴の裏側にメッシュを当てます。

先の風船とバケツの関係で見てみると、風船を切って（ここでは割れる等は考えないことにします）中から手術するイメージです。

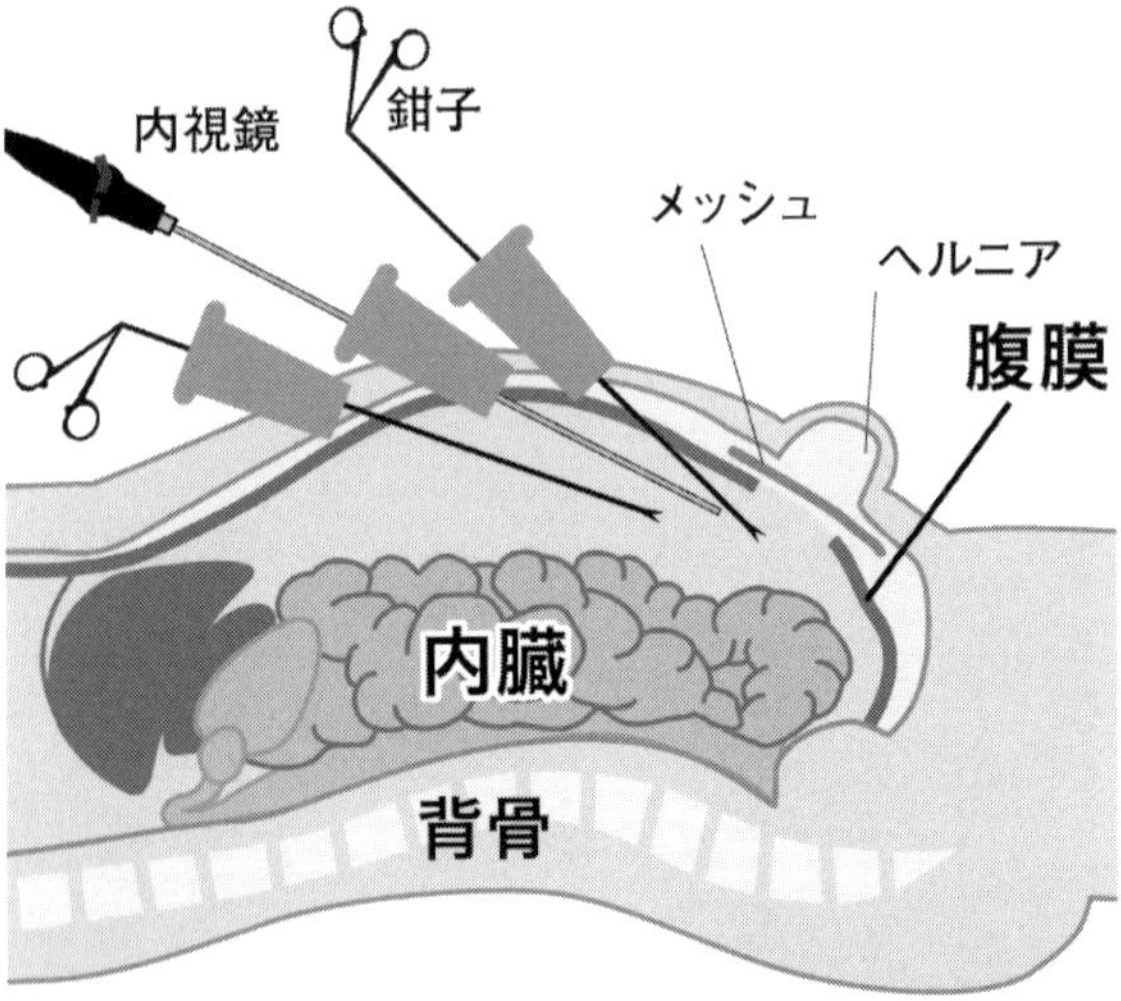

腹膜の内側に器具を入れます。

TAPP 法の手術図

②腹腔外アプローチ（ＴＥＰ法）

ＴＥＰ法も、箱に３カ所の穴を開け手術を行います。ただ、ＴＡＰＰ法と違い、お腹の中（袋の中）には入りません。風船とバケツで言えば風船とバケツのすき間に腹腔鏡と鉗子を入れ、そのまま箱の穴の裏側にメッシュを当てていきます。お腹の中にメスを入れていないので、体へのダメージも少ないし、回復も早いです。

私の行う術式は、このＴＥＰ法をもう一段階進化させています。「ＳＩＬＳ-ＴＥＰ法（単孔式ＴＥＰ法）」と言います。ＴＡＰＰ法もＴＥＰ法も箱に３カ所の穴を開けますが、ＳＩＬＳ-ＴＥＰ法はおへその中を１カ所開けるのみです。傷が３カ所より１カ所のほうが体には優しいですし、美容面でも優れています。手術操作そのものはＴＥＰ法と同じです。

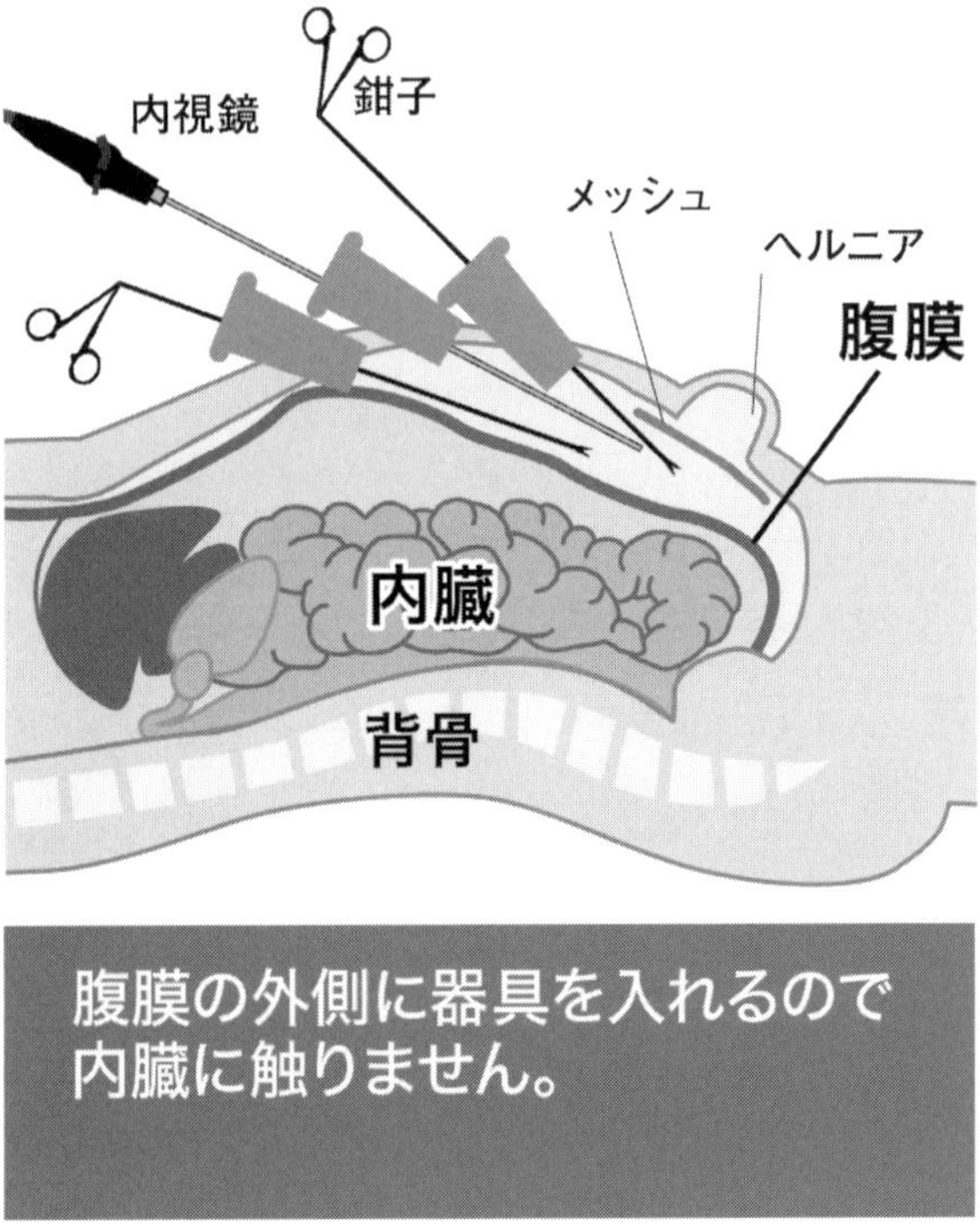
内視鏡
鉗子
メッシュ
ヘルニア
腹膜
内臓
背骨
腹膜の外側に器具を入れるので
内臓に触りません。

TEP 法の手術図

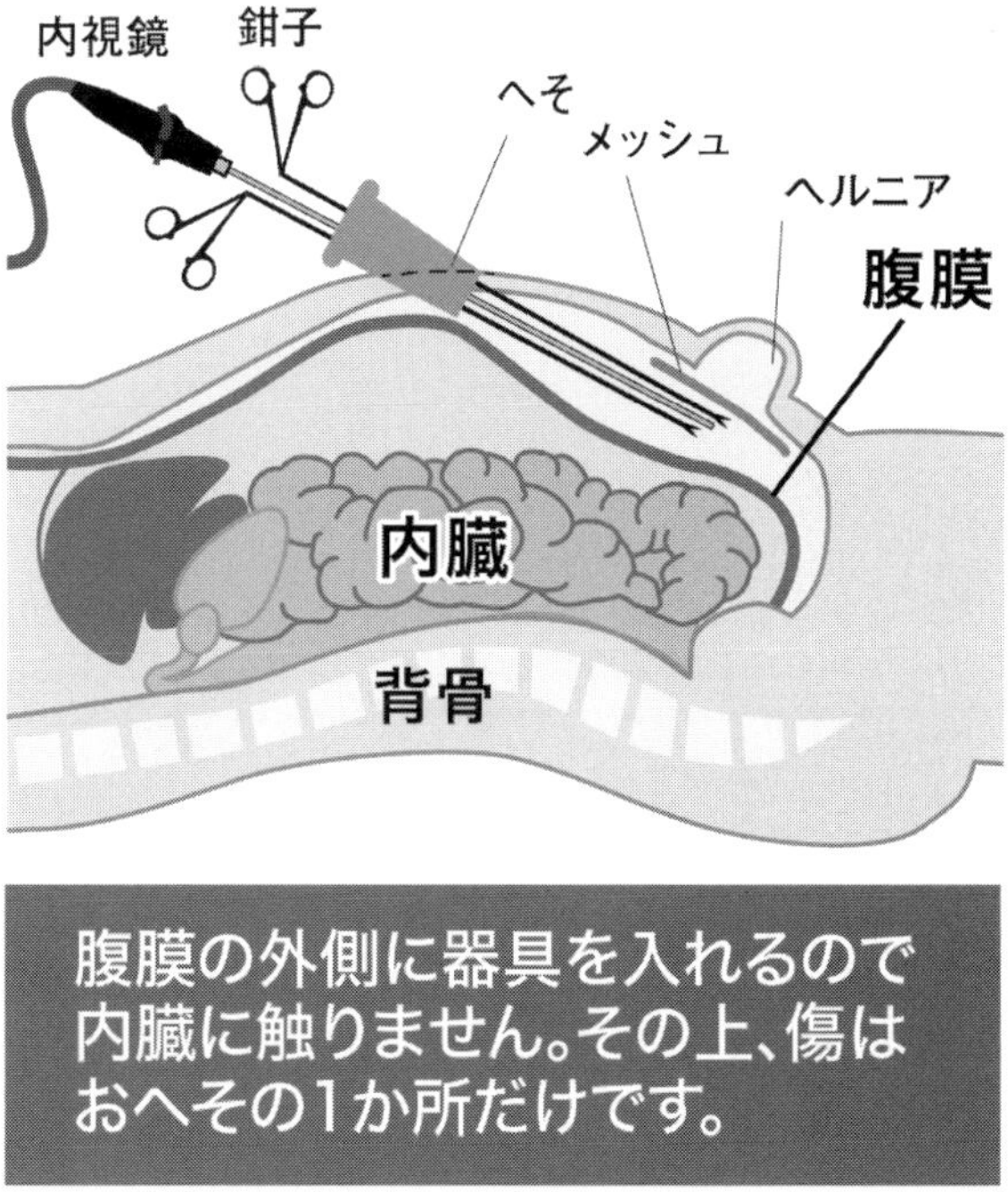

SILS-TEP 法の手術図

第6章
私はこうして1日で鼠径ヘルニアを治しました！

本章では、実際に鼠径ヘルニアの日帰り手術を受けた方の実例（ビフォーアフター）をご紹介したいと思います。

誰でも発症する可能性がある、非常に身近な鼠径ヘルニア。

ここで紹介するのはごく一例にすぎませんが、どのようなパターンがあるのかを知っていただければと思います。

筋トレしていたら、ふくらみがポッコリ　Aさん（50代、男性）

「最近、運動不足だから少し体をしぼるか」

コロナ禍で在宅ワークが増えてきたAさん。通勤がなくなったのは楽ですが、その分歩くことが少なくなりました。なんとなくお腹回りが大きくなったような気も……。「このままでは体がなまってしまう」と、仕事のすき間時間に筋トレをすることにしました。毎日腹筋20回が目標です。

最初はお腹に力が入らず、なかなか起き上がれませんでした。「これでも昔はサッカー部で鍛えていたのに……。運動しないとここまでダメになるのか」とがっくりしながらも続ける毎日。初めは10回がやっとでしたが、続けるうちに少しずつ回数も増え、昔と同じとは言えないまでも、すんなり起き上がれるようになってきました。

「ずっと続けていたら、そのうち腹筋が割れるかも？」と、引き締まった自分の体を想像してニヤニヤ。毎朝の日課になりそうな予感です。

ある日、いつものように腹筋をしながら、なにげなくお腹のあたりに目をやると……。

「なんだ、これは？」

なんだか下腹部がポッコリ出ているのです。食べすぎというわけでもメタボというわけでもないのに、ピンポン玉くらいの大きさのふくらみがあるのです。

「もしや、がんの腫瘍？」

気にはなったものの、特に痛みもないし、普通にしていると目立ちません。仕事が忙しいのもあって、そのままいつのまにか存在を忘れていました。

あるとき、久しぶりにフットサルに誘われました。張り切ってコートを走っていたら、突然……。

「い、痛たたた……！」

下腹部にうずくまるほどの痛みが走ったのです。

さすがに心配になり、Aさんはかかりつけの病院に行くことにしました。すると、「これは鼠径ヘルニアかもしれないですね。手術したほうがいいですね」と診断されました。けれど、近々大きなプレゼンが控えていて、会社を休むわけにはいきません。そこで、日帰り手術をしてくれる専門のクリニックを探すことにしました。

半休を取って朝から手術。痛みもなく、すんなり終わりました。

午後は家で在宅ワークです。翌日からは普通に会社に行き、打ち合わせもプレゼンの準備もばっちり。本番当日も完璧にプレゼンをこなすことができました。役員からも、「よくまとまっていて、わかりやすかった」と言われました。

2週間後から、フットサルも復活しましたが、まったく痛みもなく動けました。むしろ、前より軽やかに走れているかも!? という気すらしたのです。

あとから、「鼠径ヘルニアは放っておいたら、もっとひどい症状になる場合もある」と聞いて、Aさんは「大事に至る前に手術できて、本当によかった。手術の翌日から会社にも行けたし、もっと早くに診てもらえばもっとよかった」と思いました。

第6章

「なんだか歩きにくいな」と思ったら……　Bさん（60代、男性）

Bさんは長いこと観光地でお土産屋さんを営んでいます。仕入れから接客まで、ほとんど1人で切り盛りしています。

あるとき、遊びに来た小2の孫に「おじいちゃん、お散歩に行こう！」と誘われ、一緒に歩いていたところ、「おじいちゃん、歩き方がひょこひょこしているよ」と言われました。さらには妻にも、「そういえば、最近なんだか歩き方がおかしいわね。どうかしたの？」と聞かれました。

たしかに、最近少し長い時間歩くと足のつけ根あたりからふくらみが出てきて、歩きにくいのです。無意識にふくらみのある右側のポケットに手を突っ込み、ふくらみを押し込みながら歩いていました。それで変な歩き方になっているのかもしれません。

食事のときにそんなことを話すと、「それ、一度、病院で診てもらったほうがいいんじゃないの？」と孫と一緒に遊びに来ていた娘に言われました。

また、家族が今度の誕生日祝いに、温泉好きなBさんのために温泉旅行を計画してくれていることが判明しました。「このままでは恥ずかしくて、温泉に入れない」と思ったBさん。それまでになんとか治さねばと思い、娘にインターネットで日帰り手術ができる病院を調べてもらいました。お店があるので入院はできません。店が休みの日に合わせて手術をしてもらおうと考えたのです。

半日で手術は終了。ふくらみがなくなり歩きやすくなりました。「こんなことなら、もっと早くに手術をすればよかった」とBさんはうれしさのあまり、スキップしていました。

その後、念願の家族旅行にも行き、人目を気にすることなく思いっきり温泉を楽しむことができたそうです。

小さい頃のヘルニアが再発!?　Cさん（20代、男性）

小さい頃から右側の足のつけ根にふくらみがあったCさん。これが鼠径ヘルニアだとは知りませんでした。「大人になって痛くなったら、また受診してください。それまでは様子見で」と言われました。さほど痛みもないので、そのまま忘れて10年以上が経ちました。

ところが、高校生になったあたりからまた鼠径部にふくらみを感じるようになってきたのです。でも、「ふくらんでるだけでそんなに痛いわけではない。手術はイヤだし、麻酔は怖い……。学校も休みたくないし」と、そのまま、だましだましやっていくことにしました。

しかし、大学生になり趣味のバイクに長時間乗っていると、ふくらみが大きくなって痛みが起こるようになったのです。さらには、食事をしたあとに痛みが増すようになり、ゼリー状のドリンクしかとれなくなってしまいました。

「このままごはんが食べられないのは困る。それに、バイクにももっと自由に乗りたいし……」と思ったCさんは意を決して病院に行くことにしました。

診断は鼠径ヘルニアでした。食後に痛みが増すのは、食べ物をとったことで腸がぜんどう運動を始め、それによって飛び出した腸が出口で締め付けられてしまうからです。

手術後は、すぐに好きなものをおいしく食べられるようになりました。「やっぱり自由に食べられるのって大事だな」と思ったそうです。今は、おいしいラーメン屋を探して、休みの日ごとにバイクに乗っては食べ歩きをしているそうです。

子どもを抱っこするたびにふくらみが……　Dさん（30代、女性）

出産後しばらくしてからのことです。日々の子育てと仕事に追われて気づかなかったのですが、Dさんはなんとなく下腹部に違和感を覚えました。右側に比べて左側にふくらみがあるような……。しかも、子どもを抱っこするたびにふくらみが目立つのです。そのうち、子どもの足が下腹部に当たると内側から痛みを感じるようになりました。また、週1回通っているヨガ教室で、両手を伸ばしたとき、お腹のあたりにピリッとした痛みを覚えたのです。

「もしかして、子宮の病気?」と気になって、産婦人科を受診することにしました。

ところが、子宮には特に問題ありませんでした。「このふくらみは皮膚科に診てもらったほうがいいかもしれませんね」と言われたのです。でも、皮膚科に行っても原因がわかりませんでした。

しばらくすると、会社の健康診断がありました。問診の際に「なんとなく下腹部にふくらみがあって、痛いのですが……」と医師に伝えると、「これは鼠径ヘルニアですね」と言われました。そこで初めて知った名前ですが、どうやら手術が必要なようです。でも、子どももいるし、会社もあるし、長くは休めません。また、Dさん夫妻は第2子を考えていて現在妊活中でした。妊娠中には手術ができないと聞いたので、早めに手術を受けることにしました。夫が休める日を調整して、日帰り手術を受けることにしたのです。

手術は非常にスムーズに進みました。出産の痛みに比べたら、筋肉痛くらいです。さらには、念願の第2子も授かることができました。今はお腹の中でスクスク育っている子どものことも考えながら、子育てに仕事に、充実した日々を送っています。

自作ヘルニアバンドでしのいでいたけれど　Eさん（70代、男性）

Eさんは10年以上前から鼠径ヘルニアの症状がありました。1度、病院に行ったのですが、「痛みもないみたいですし、手術はまだ大丈夫ですよ」と言われたので、そのままにしていました。けれど、徐々にふくらみが大きくなってきたので、自作の「脱腸ベルト」を製作してつけていました。木の板で患部を押さえ込み、布をベルト状にして腰に巻きつけていたのです。ですが、それがかえってよくなかったのか、こすれて痛いし、最近は飛び出た部分が大きくなってきました。しかも、色が赤黒く変色してきたのです。それに、トイレが非常に不便です。人に見られたくないから、公衆トイレは使えません。

そんなとき、鼠径ヘルニアの広告が目に飛び込んできたのです。

「なんだかとても症状が似ている気がする。この広告を見たのも、きっと『行ったほうがいいよ』という合図に違いない。これを逃す手はない」と、急いでそのクリニックの場所を調べ、Eさんは受診に向かいました。

手術後、ふくらみもすっかりなくなったので、自作の脱腸ベルトも不要になりました。「体が軽くなったし、なによりトイレがとっても楽なのがいい。これなら安心して、外出できるな」とEさんは大喜び。季節に合わせて、お気に入りの新しいパンツを新調しに出かけるのが楽しみの1つになりました。

通勤中に痛みが……我慢していたらゴルフ中に　Fさん（50代、男性）

「最近、なんとなくパンツがきついな……」と思いながら、毎日を過ごしていたFさん。朝の出勤時、電車のつり革につかまって、軽く伸びをした瞬間、「う、痛い……！」。

右足のつけ根に鋭い痛みが走りました。「筋でも違えたかな」と会社の最寄り駅に降りるまでの間、こっそりストレッチをしたり、つけ根をほぐしたりしていました。

しばらくすると痛みはおさまったので、そのまま朝の出来事は忘れていました。

週末は大学の同級生と久しぶりのゴルフです。

「今度は、Gのやつに負けないぞ！」と張り切ってスイングをした瞬間、あのときの痛みが再び襲ってきたのです。「う、これは以前電車の中で感じた痛みと同じかも。忘れていた！」

思いっきりスイングすると痛いのでなんとかだましだまし、足のつけ根をかばうようにしながらプレーを終えました。もちろん、スコアはボロボロです。

ゴルフ場の大浴場で痛かった箇所を見たところ、そこにはまあるいふくらみが飛び出していたのです。

「な、なんだこれは？」

今までこんなふくらみを見たことがなかったので、Fさんはびっくりです。誰かに見られると恥ずかしいので、タオルで隠すようにしながらこそこそと脱衣場に戻りました。

家に帰ってから、スマホで「足のつけ根　ふくらみ」と検索してみると、「太もものつけ根のふくらみは、鼠径ヘルニアかもしれません」と書かれていました。鼠径ヘルニア、初めて聞く病名です。

どこで診てもらえばいいのかわからず、家の住所「〇〇市　鼠径ヘルニア」と検索することにしました。いくつか病院が挙がっていたのですが、その中で日帰り手術をしてくれるところがあったので連絡してみることにしました。副業もしているため忙しくて入院して手術を受けることができないからです。

手術はとてもあっさり終わりました。午前中に受け、午後には自分の足で帰ることができました。食事も普通にとれるし、翌日からは会社にも行けました。2週間後からはゴルフも再開できるとのこと。あの痛みを我慢するくらいだったら、もっと早く受診すればよかったな、と思ったほどです。

あとがき

最後までお読みいただき、ありがとうございます。

「もしかしたら、鼠径ヘルニアかも？」

「太もものつけ根にふくらみがあるけれど、いったいなんだろう？」

と思われていた方や「鼠径ヘルニアはどのように治療したらいいのだろう？」

と悩んでいた方などに、鼠径ヘルニアについて少しでも知っていただけたのなら、
うれしいです。


痛みがあると、人生の自由度はグン！　と低くなってしまいます。「痛いから、ちょっと出かけるのをやめよう」とか「ゴルフは控えよう」「歩くのがおっくうだ」など……。自分で自分の自由をあきらめてしまうことになりかねません。

鼠径ヘルニアの場合には、それがたった1日で解放されます。

ですから、我慢しないでほしいし、あきらめないでほしいな、と思うのです。ちょっと勇気を持って来院していただくだけで、あとの人生は本当に自由に過ごしていただけます。それをぜひ皆さんに知っていただきたいのです。痛みを感じるご本人はもちろんのことなのですが、ご家族や友人・知人で困っている方にもぜひ伝えていただきたいと思っています。

ところで、鼠径ヘルニアと対峙《たいじ》する姿勢を、私は「剣道」から学びました。私は小学校の頃から剣道をやってきたのですが、剣道と手術はどこか似たようなところがあるのです。それは、どちらも「**1対1の戦い**」であるという点です。目の前の相手と対峙して、どのように勝つか。そこでは誰にも頼ることはできません。「もういいか」と自分があきらめてしまったら、そこで試合終了。とにかく自分のベストを尽くして、最後まで逃げ出さずにやり抜く。逃げ出すことはできないし、もちろん逃げ出すつもりもありません。「絶対にやったる！」という気持ちで突き進むのみです。

実は手術も同じです。

ときには、「これは大変だな」と思うような深刻な症状の患者さんがいらっしゃることもあります。人間の体は血が止まったら、その瞬間から腐っていきます。症状がかなり重い方の場合、術中に自分の手にある腸がどんどん冷たくなって、腸の色が赤黒く変色していくこともあります。そのようなときにも、「これは俺にしか治すことができない！　ほか（の病院）に行っていたら無理だったかもしれないけれど、俺は治すぞ」という気持ちで、常に絶対に負けられない試合と考えて臨んでいます。患者さんは今日家に帰れるつもりでここに来たのだから、なんとしてでもその願いをかなえてあげなければ、という気持ちで一点集中です。

もちろん、この話はかなりふくらみが大きくなって、嵌頓《かんとん》になった場合のことですからご安心ください。通常は、淡々とすべてパーフェクトに事（手術）を運んでいます。

私の将来の夢は３つあります。

１つめは、私がこれまで培ってきた最高の鼠径ヘルニアの治療をどこでも受けていただける世の中をつくることです。そのために、私は術式もさることながら、日帰り手術にこだわっています。「日常生活の犠牲を最小限にしたい」との思いが強いからです。日々、よりよい日帰り手術を追求しています。

しかし、日帰り手術には、物理的なハードルがあります。クリニックを中心にだいたい半径50km圏内の患者さんが対象になってしまうのです。それ以上遠い方は、前泊、もしくは後泊を余儀なくされます。これでは、厳密には日帰り手術ではなくなってしまいますよね。

では、どうすればいいでしょう？

まず考えたのが、全国に20カ所のGi外科クリニックを開設することです。どこに住んでいても、近くのGi外科クリニックを気軽に受診してもらえる。そうすれば、我々の鼠径ヘルニア日帰り手術を受けていただける世の中ができあがるのです。

2つめは、企業の健康診断に鼠径ヘルニアの診察を取り入れることです。最近、知り合いの経営者から相談を受けることも多いのですが、健診で診察することで鼠径ヘルニアの早期発見、早期治療につながるのです。

3つめは、地域に鼠径ヘルニアの患者さん同士のコミュニティをつくること。鼠径ヘルニアの患者さんはご高齢の方が多いです。なかには、仕事を引退されてから、趣味もしたいことも特になく、楽しみを見出せないまま日々過ごしている方もいるでしょう。家でお荷物扱いされている方もいらっしゃるかもしれません。

一方、患者さんたちの中には、釣りがプロ級にうまい人や園芸が得意でおいしい野菜をつくっている方など、特技をお持ちの方も数多くいらっしゃいます。そこで、患者さん同士で集えば楽しいのではないかと思うのです。自分のやってみたいことを、その道に長けた人に教わる。そのコミュニティの日常生活を医療から発信できたら、もっと豊かな生活を送ることができるのではないかな、などと構想はどんどんふくらんでいくばかりです。

楽しく人生を過ごすためにも、まずは健康から。

年間50万人にも及ぶ鼠径ヘルニアの患者さんの受診率を現状の3割から5割、6割と上げて、1人でも多くの方に元気で楽しい人生を送っていただきたい、というのが私の一番の願いです。

そして、この本が皆さまのお役に立てたなら、これほどうれしいことはありません。

鼠径ヘルニアを治して、これからの人生をもっと自由に、もっと楽しんでください。

２０２４年１月

池田 義博

◆プロフィール

池田 義博（いけだ・よしひろ）

医療法人Ｇｉ理事長／医学博士／日本外科学会専門医／日本消化器外科学会認定医／日本ヘルニア学会評議員／中国四国ヘルニア手術研究会世話人／日本短期滞在外科手術研究会世話人
1972年香川県生まれ。

高知医科大学医学部卒業後、岡山大学医学部第一外科学教室、倉敷成人病センター、香川労災病院、広島市民病院、岡山大学医歯学総合研究科消化器腫瘍外科大学院ほかに勤務ののち、2015年4月、岡山そけいヘルニア日帰り手術 Gi外科クリニックを開院。2022年3月、京都そけいヘルニア日帰り手術 Gi外科クリニックを開院。同年6月、阪神そけいヘルニア日帰り手術 Gi外科クリニックを開院。

2018年より岡山大学病院 消化管外科非常勤講師ヘルニア外来担当。

これまでに、5700症例以上を手術。

企画協力　潮凪 洋介（HEARTLAND Inc）
編集協力　柴田 恵理
組　　版　株式会社プロ・アート
装　　幀　内藤 悠二（sic）
校　　正　藤本 優子

1日で治せる 鼠径ヘルニア読本
「日帰り」「痛くない」「跡が目立たない」手術で安心安全

2024年3月1日　第1刷発行

著　者　　池田　義博
発行者　　松本　威
発　行　　合同フォレスト株式会社
郵便番号　184-0001
東京都小金井市関野町1-6-10
電話 042（401）2939　FAX 042（401）2931
振替 00170-4-324578
ホームページ　https://www.godo-forest.co.jp
発　売　　合同出版株式会社
郵便番号　184-0001
東京都小金井市関野町1-6-10
電話 042（401）2930　FAX 042（401）2931
印刷・製本　モリモト印刷株式会社

ISBN 978-4-7726-6249-9　NDC 492　188×130

合同フォレスト
ホームページ

合同フォレストSNS
facebook　Instagram　X　YouTube